プロブレムQ&A

危険な食品・安全な食べ方

［自らの手で食卓を守るために］

■

天笠　啓祐・著

緑風出版

プロブレムQ&A

目次

プロブレムQ&A

Q1 BSEとは何ですか?
かつて「狂牛病」と呼ばれていた、牛が脳・神経系を冒され、起きる病気がありますが、どのようなメカニズムで発症するのでしょうか? 10

Q2 BSEはどのような原因で起きたのですか?
牛に与える飼料の中に肉骨粉を入れたい、代用乳に油脂を入れたことが原因といわれていますが、なぜそのようなことが行なわれてきたのでしょうか? 14

Q3 牛の病気なのに、どのように人間に病気を引き起こすのですか?
感染の仕方については、プリオン説やウイルス説等が言われていますが、そのメカニズムはどこまで解明されたのですか? 17

Q4 米国でBSE感染牛が見つかって以来、輸入停止や再開を繰り返すのは?
米国では牛肉の安全を確保するための方法が機能しておらず、危険部位除去がずさんであるのに、日本政府はなぜ輸入を認めるのですか? 21

Q5 米国産牛肉は安全ですか?
米国ではBSEの広がりは予想以上だと見られていますが、それ以外にどのような問題があるのでしょうか? 抗生物質の多用などを聞いたことがありますが? 28

Q6 霜降り肉は高級というイメージですが、このような牛肉はどうですか?
霜降り肉は、人間でいうと成人病の末期症状を人為的に引き起こしているようなものだと聞きましたが、本当でしょうか? 32

Q7 鳥インフルエンザとは何ですか?
鳥インフルエンザと人間のインフルエンザは、同じ病気だと聞きましたが、どのような共通性と違いがあるのでしょうか? 伝染する可能性もあるのですか? 36

Q8 鳥インフルエンザはどうして広がったのですか?
なぜ、最近になって急に鳥インフルエンザの流行が起きたのでしょうか? それは養鶏のあり方と関係しているのでしょうか? 40

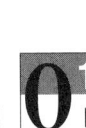

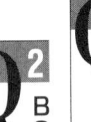

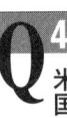

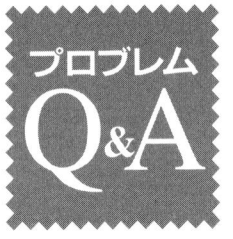

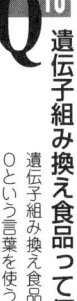

プロブレム Q&A

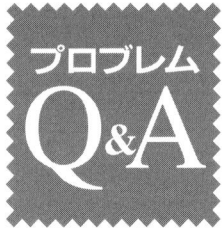

プロブレムQ&A

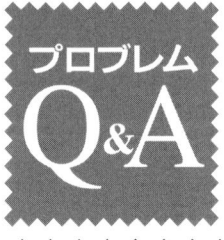

本文イラスト＝堀内　朝彦

Q1 BSEとは何ですか？

かつて「狂牛病」と呼ばれていた、牛が脳・神経系を冒され、起きる病気がありますが、どのようなメカニズムで発症するのでしょうか？

これまでにはなかった病気

一九八〇年代後半、英国でこれまで見たこともない新しい牛の病気が発生しました。牛が、ヨタヨタッと倒れるなど異常な振る舞いをすることから、「狂牛病」の名がつけられました。しかし、この病気の牛は「狂っている」わけではなく、現代の畜産技術が生み出した病気であり、牛はむしろ犠牲者でした。正式名称は、伝達性牛海綿状脳症（ＢＳＥ）。脳の細胞が冒されて、スポンジ（海綿）状になり、最後は悲しい死に方をする、感染する病気です。ＢＳＥとは、「Bovine（牛）Spongiform（海綿状）Encephalopathy（脳症）」の頭文字です。

この病名には、前に「伝達性」という言葉がつけられています。伝染病とはいえないが羊から牛、牛から牛、牛から人間というように伝達されるため、このような表現が用いられています。長い潜伏期間を経て発病し、感染した牛は、脳が冒され、スポンジ（海綿）状になり、運動失調を起こし、痴呆状態になって、やがて死にます。治療法は、いまのところありません。
この病気は、プリオンという蛋白質が異常な形に変化して起きます。プリオンは変形すると分解されなくなり、凝集します。凝集したプリオンが、脳の細胞を破壊し、脳に空洞をつくりだし、スポンジ状にするのです。脳を冒され、確実に死に至る恐ろしい病気です。これまでにも多数の恐ろしい病気はありました。コレラ、ペスト、エイズ、エボラ出血熱……、それらの病気とは明らかに異なる性質をもっています。

BSEは、①感染症であり、遺伝する。しかも、②現状では治療法がなく、確実に死に至る。しかも、③種の壁を越えて感染するため、単に牛の病気にとどまらない。この三点に特徴があり、このような特徴をもった病気は、これまで存在しませんでした。

二〇〇一年九月一〇日、農水省が「狂牛病の疑いあり」と報告、日本でも牛のプリオン汚染が確認されたのです。

プリオンとは何か？

BSEをもたらす物質が、蛋白質プリオンです。このプリオンは、正常な形をしている時は、大切な蛋白質です。異常な形をとった時に病気をもたらします。
プリオンは神経細胞にある蛋白質で、プリオン病の症状から、運動や睡眠に関係する役割を果たしていると推定されています。神経細胞が集中しているのが脳で

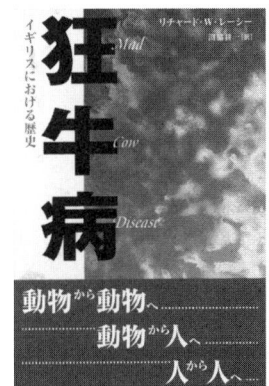

イギリスの狂牛病について書かれた本。（リチャード／レイシー著『狂牛病』緑風出版刊）

あり、そのためプリオンも多く脳に集まっていますが、脳以外に末梢神経（まっしょうしんけい）などにもあるため、体の至る所に存在します。

脳の中では、延髄（えんずい）に多くあり、とくに閂（かんぬき）と呼ばれる延髄の中心部分に集中しています。そのため、現在病気の鑑定（かんてい）は閂を用いて行なっています。では、プリオン仮説に基づいて、異常プリオンがどのように病気を引き起こすのか、その仕組みを見てみましょう。

牛の脳などにある異常プリオンは、人間の口に入った後、腸から吸収されます。食品中の蛋白質は、通常、蛋白質分解酵素（こうそ）によって、アミノ酸に分解され、腸から吸収されます。吸収されたアミノ酸は、体内で再び構築され、体にとって大切な血液成分、ホルモン、筋肉などになります。

正常なプリオンは、アミノ酸に分解され吸収されるのに対して、異常な形になったプリオンは、熱でも放射線でも化学物質でも分解されず、同様に胃や腸の分解酵素でも分解されないため、蛋白質のまま腸から吸収されます。

蛋白質は、遺伝子（いでんし）がつくり出します。遺伝子はアミノ酸をつなげていき、そのアミノ酸がつながってできたものが蛋白質です。このように遺伝子→アミノ酸→蛋白質、という基本的な流れがあります。蛋白質のアミノ酸のつながりは、直線状にあるわけではなく、さまざまな立体構造をとっています。その立体構造の構成要素には三種類あります。αヘリックス、βシート、そしてランダムです。この三つの構成要素が組み合わさった立体構造をとっているのです（下図）。

蛋白質の立体構造

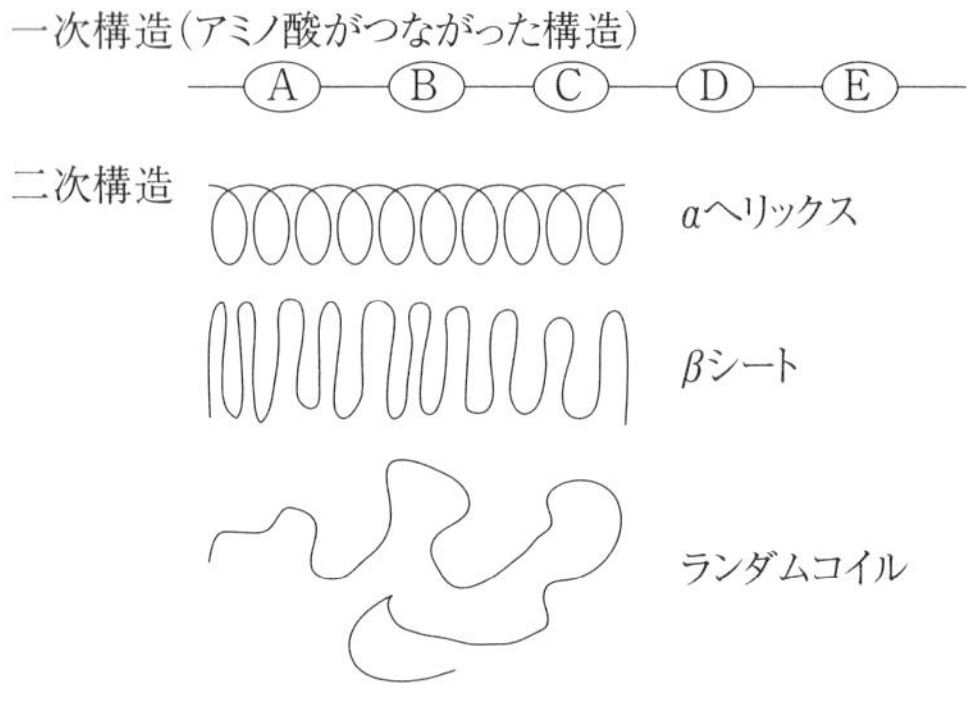

異常な形になったプリオン蛋白質は、βシート構造が増えた構造に変わってしまったものです。このβシート構造が増えると、分解されなくなり、凝集しやすくなるのです。βシート構造は、極めて有害な構造であると見られています。この構造が増えると分解され難くなり、病気を引き起こすからです。

体内に取り込まれた異常なプリオンが、なぜ脳まで達することができるのか、まだよく分かっていません。羊の場合は、リンパ系を経て脳に達すると考えられていますが、牛の場合は神経細胞を経て脳に達する説が有力になっています。脳に達した異常プリオンは、そこにある正常なプリオンを次々と異常な形に変えていくドミノ倒し現象を引き起こします。

蛋白質は絶え間なくつくられ、分解されています。プリオンもまた、つくられては分解されていますが、次々と異常な形に変形されたプリオンは、分解されないため蓄積していくことになります。蓄積し凝集したプリオンは、神経細胞を冒し、脳の細胞に破壊的に作用し始めます。その結果、脳がスポンジ状になっていくのです。脳は、体の中心部分であり、ほとんどの機能を支配しているため、脳が破壊されると生命は維持できなくなります。ＢＳＥの場合は、主に運動失調が起き、間もなく死に至るのです。このような怖い牛の病気がＢＳＥです。

異常プリオンへの三次構造の変化

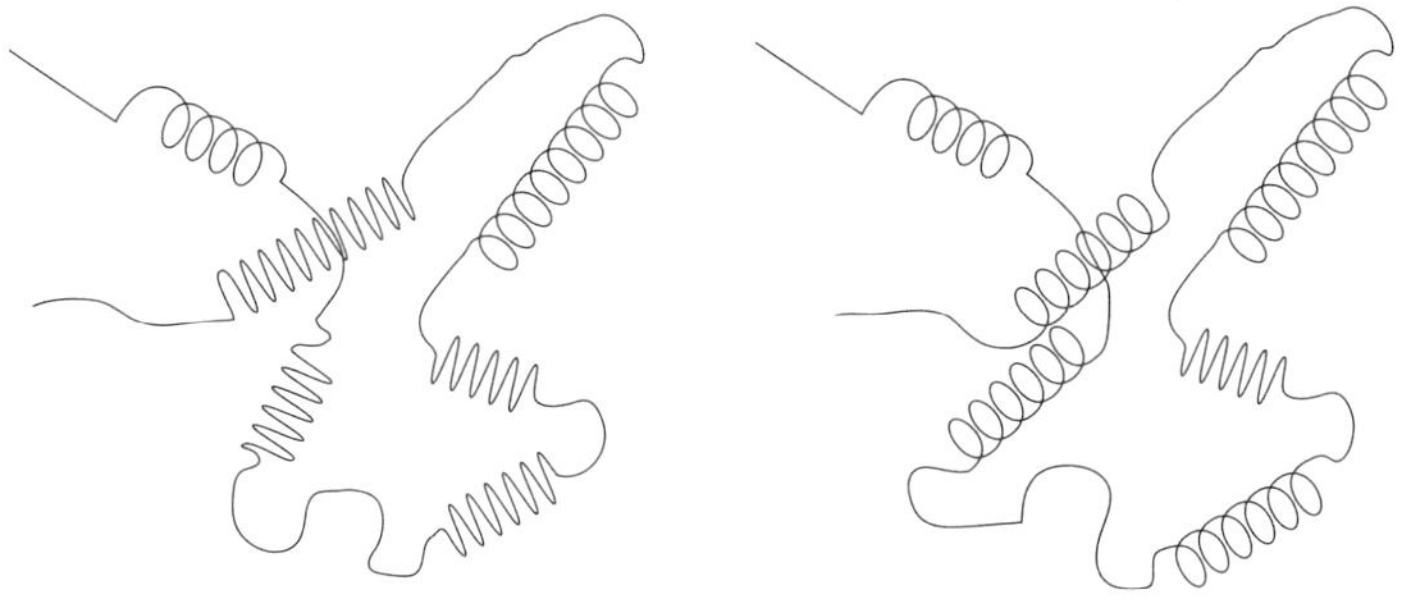

βシート構造が増える（異常）　　αヘリックス構造が多い（正常）

Q2 BSEはどのような原因で起きたのですか？

牛に与える飼料の中に肉骨粉を入れたり、代用乳に油脂を入れたことが原因といわれていますが、なぜそのようなことが行なわれてきたのでしょうか？

共食いが拡大を招いた

プリオンが異常になり、脳がスポンジ（海綿）状になる病気は、牛だけではありません。数多くの生物で見られ、略称して「プリオン病」ともいいます。プリオン蛋白質をつくる遺伝子があり、人間の場合は、二〇番染色体の上にありますが、その遺伝子が突然変異を起こすことによって起きる遺伝性のプリオン病があります。動物でも、散発的に起きるプリオン病の中に、一定の割合で遺伝性の病気が含まれていると考えられます。

また「神経質な動物」ほど感染しやすいと見られています。プリオン病は、例えば、ミンクの海綿状脳症（感染性ミンク脳症）では、血液に強い感染力があったり、糞にも感染力があるといった、他の生物種には見られない性質や症状があります。また、ネコにはプリオン病があるのに、イヌはないなど、種の壁もあります。

それでも、羊のプリオン病であるスクレイピーが牛に感染し、牛の病気が人間

二〇番染色体

人間は父親と母親から一組ずつの染色体を受け継いでいます。一組は二三個の染色体から構成され、大きいものから番号がつけられていて、二三番目が性染色体です。二〇番染色体は二〇番目に当たる小さな染色体で、染色体はDNAと蛋白質でできていて、そのDNAに遺伝子があります。

に感染するように、この病気は種の壁を越えて感染する点に特徴があり、それが怖さになっています。

羊の「スクレイピー」には二種類あります。第一のタイプが、スクレイピー（痒がってこすり付ける、という意味）という病気の名前の由来にもなった、痒がるタイプです。第二のタイプは運動失調が起きるタイプです。第二のタイプが、感染して、BSEが広がった可能性が大きいと見られています。スクレイピーにかかった羊を肉骨粉にして飼料に混ぜ、牛に与えたためにBSE感染牛が広がり、いったん感染した牛がさらに肉骨粉となって飼料に混ぜられ、共食いさせたために、牛の間で爆発的に拡大しました。肉を食べず、共食いしない草食動物の牛に、無理やり羊の肉骨粉を与えたために感染し、さらに共食いさせたために爆発的に広がったのです。

生産効率至上主義が根本的な原因

家畜の動物性飼料は、主に魚粉と肉骨粉です。畜産で生産性を向上させるために、トウモロコシや大豆かすなどと一緒に、飼料の中に混ぜられ、濃厚飼料として用いられてきました。いまの畜産は、過度の価格競争を農家に強いてきました。畜産経営を維持するためには、家畜の成長を早めたり、乳量を増やしたり、乳脂肪率を増やさざるを得ません。そのことが、農家だけでなく、家畜にも過度の負担をもたらしてきました。生産効率向上のひとつの手段が、牛に肉骨粉を与え、共食いを強制することでした。

生産効率至上主義

資本主義経済では、企業は利潤を追い求めて絶え間なく生産性向上に取り組んでいます。本来自然の営みの中で生産性向上の難しい第一次産業も、その例外ではなくなり、利潤追求を迫られてきました。しかし、生産効率とは相容れない生命体を扱うため、矛盾が拡大しています。

日本でも数多くのＢＳＥ感染牛が確認されていますが、大半が乳牛です。かつては乳牛は牧草だけを食べていましたが、その頃に比べて肉骨粉の入った濃厚飼料を与えると、乳量はほぼ倍増します。しかも牧草だけを食べていた頃の乳牛は、乳脂肪率も上限三・二％で不安定でしたが、肉骨粉を与えると三・五％以上で安定するようになりました。なぜ乳脂肪率を増やしたかというと、バターの生産効率を上げるためでした。その結果、牛は生命力を奪われ、寿命は短くなり、乳が出なくなった牛は廃用牛として、次々と屠畜場（とちくじょう）送りになったのです。

子牛には、牛乳が人間の飲み物となるため、母親の乳ではなく代用乳が与えられます。この代用乳にも、蛋白質を多く摂取（せっしゅ）させるために、肉骨粉の副生物の油脂が用いられていました。英国では、この代用乳からの感染が認められています。

もともと牛は草食動物であり、反すう動物の胃の構造は草を食べるためのものであって、肉を食べないし、共食いなどもってのほかでした。いま牛の間で、胃の病気にかかるケースが増えています。濃厚飼料が原因です。

草食動物の牛は動物を食べないし、共食いしません。無理やり羊を食べさせた結果、種の壁を越えて感染してＢＳＥが発生しました。共食いさせた結果、被害が拡大しました。現在の畜産は、牛だけでなく、鶏や豚にも共食いを強いて、自然の摂理（せつり）に反し強制的に飼育する方法をとっています。もはや小手先の対応ではなく、根本的な対策が求められる時代です。現代の畜産技術が根底から問われているといえます。

BSE国内発生数(2007年12月まで)

ホルスタイン雌	29頭
去勢雄ホルスタイン	2頭
黒毛和種	3頭
計	34頭

(ホルスタイン雌の8,9例目が23カ月、21カ月齢、その他は48カ月齢以上)

Q3 牛の病気なのに、どのように人間に病気を引き起こすのですか？

感染の仕方については、プリオン説やウイルス説等が言われていますが、そのメカニズムはどこまで解明されたのですか？

プリオン説は、まだ仮説の段階

一九八二年、カリフォルニア大学のスタンリー・プルシナーが、まだ牛では確認されていなかったのですが、人間などで起きている同様の病気に関して、その原因物質をプリオン（Prion）と名づけました。

プルシナーは同時に、感染のメカニズムに関して、有名な「プリオン仮説」を提唱しました。現在、この仮説がもっとも有力とされており、すべての対策がこの仮説に基づいて行われています。この仮説では、異常な形となったプリオン蛋白質は、感染すると脳まで達し正常なプリオンを次々と異常な形に変えていくというのです。

この異常な形となったプリオンは、通常、消毒に使われるエタノールや、細胞を破壊するホルマリンなどの化学物質にも生き残り、強いマイクロ波や致死量の放射線を浴びせても生き残り、蛋白質を分解する酵素でも、高熱にさらしても分解されず、活性を保ち、病気を引き起こします。しかもわずかな量の感染で、正常プリオンを次々と変えていくため、極めて質の悪い、始末に負えない蛋白質といえます。最終的には焼却するしかありませんが、六〇〇度C以下の低温では完全に不活化することはできず、八〇〇度C以上での焼却が必要です。

　このプルシナーのプリオン仮説は、まだ確認されたわけではありません。蛋白質が感染する際にプリオンそのものが働くというこの説の肝心な部分が確認されていないからです。通常、感染するためには、ウイルスやバクテリアのように核酸（DNAやRNA）がなければ不可能です。例えばウイルスの場合、細胞に侵入した際、その細胞のDNAの中に自分の遺伝子を潜り込ませます。潜り込んだままじっとしている間が潜伏期間です。侵入先のDNAを利用して自分を増やし、細胞を破壊してさらに感染を繰り返します。プリオンには、通常感染に必要な、そのような核酸がありません。

　異常なプリオンがどのように正常なプリオンを変えていくのかは謎のままです。いまは、異常プリオンそのものが、正常なプリオンに直接働きかけて、異常な形に変えていくというプリオン説で説明されています。どうして異常な形になると凝集するのか、何か触媒になる物質があるのか、その点もまだ分かっていません。まだ謎が多い病気といえます。

ウイルス説も弱点が多い

感染症であることから、ウイルス学者などの間で「ウイルス説」を唱える人がま

潜伏期間

　病原体が体のどこかに入り込んだものの、まだ発病していない期間をいいます。インフルエンザは一～三日、結核は四～八週間というように、病原体でも異なり、個人差もあります。またエイズのように、数年から長い人では数十年かかるケースもあります。

だ多数おります。この場合、潜伏期間が長いためスローウイルスと名づけられています。しかし、ウイルスの痕跡を見つけだすことができないため、プリオン仮説を覆すには至っていません。

通常、ウイルスやバクテリアが体内に侵入すると、免疫システムが作動して、それを攻撃する抗体ができます。その抗体が見つからないことも、ウイルス説の弱点になっています。

プリオン自体は大切な蛋白質であり、体内に侵入しても異物として認識されないため、免疫システムが作動しません。感染したか否かを抗体で検出できません。抗体ができないため、同時にワクチンをつくることができません。そのことが、BSEを治療の難しい病気にしています。

このようにBSEのメカニズムはよく分かっていませんが、プリオンが感染すること、プリオンの変形が進み、異常なプリオンが増え、脳の細胞を冒し、スポンジ状にすることで起きる病気であることだけは、はっきりしており、この点は、どの説にも共通しています。

人間で起きるプリオン病には、複数の病気がありますが、その中でももっとも多いのが、クロイツフェルト・ヤコブ病（CJD）です。牛から人間へ異常プリオンが感染して起きる病気を、通常のクロイツフェルト・ヤコブ病と区別して、変異型クロイツフェルト・ヤコブ病（vCJD）といいます。

クロイツフェルト・ヤコブ病（CJD）には四種類あります。プリオンは蛋白質

免疫システム

ウイルスや細菌などの異物（抗原）が体内に侵入した際に、それを攻撃する抗体がつくられ、体を防御する仕組みのことをいいます。抗原抗体反応ともいいます。

人間で起きるプリオン病

クールー（人を食べる習慣のあったニューギニア高地フォアの人たちに起きていた）
ゲルストマン・ストロイスラー・シャインカー病
致死性家族性不眠症
クロイツフェルト・ヤコブ病

です。蛋白質は、遺伝子の情報に基づいてつくられます。そのため、①プリオンにかかわる遺伝子が放射線や化学物質などによって、なんらかの形で傷ついて起きる散発性（さんぱつせい）ＣＪＤがあります。およそ一〇〇万人に一人の割合で起きます。②遺伝子の傷が親から受け継がれて起きるのが家族性（遺伝性）ＣＪＤです。

クロイツフェルト・ヤコブ病（ＣＪＤ）は、遺伝子が原因で起きる病気であると同時に、感染する病気です。③散発性ＣＪＤの患者の脳硬膜（のうこうまく）を移植（いしょく）して起き「薬害ヤコブ病」として知られる医療被害ＣＪＤがあります。④そして牛から人間に感染したｖＣＪＤです。

このように遺伝する病気であると同時に、感染する病気です。このような病気は他にありません。現在、ｖＣＪＤの患者数は増えており、二〇四人（内英国人一六六人）に達しています（ＣＪＴサーベイランス・ユニット、二〇〇七年一二月）。英国での感染者数は、虫垂（ちゅうすい）と扁桃（へんとう）のサンプル調査から全部で三八〇〇人程度と推定されており、新たに牛からの感染の他に、感染者の血液から感染するケースも起きています。

日本でも二〇〇五年二月四日、厚労省によって発症例が発表されました。この男性患者は、二〇〇一年一二月に四〇歳代で発症し、二〇〇四年一二月に死亡しました。ごくわずかの期間ですが英国での滞在歴（たいざいれき）があるため、それが原因ではないかという見解が述べられ、その後、感染ルートの解明は進みませんでした。

Q4 米国でBSE感染牛が見つかって以来、輸入停止や再開を繰り返すのは？

米国では牛肉の安全を確保するための方法が機能しておらず、危険部位除去がずさんであるのに、日本政府はなぜ輸入を認めるのですか？

米国産牛肉輸入停止へ

二〇〇一年九月一〇日、大きな衝撃をともなって、日本で最初のBSE感染牛が発表されました。翌日、米国で同時多発テロが発生、事件の衝撃は弱められたかに見えました。しかし、食の安全に対する消費者の不信はけっして衰えることがありませんでした。

最初は国産牛肉の安全性が問われました。農水省は、消費者の信頼回復のために取り組み始めますが、同時に国産牛肉の価格が下がったため、生産者がダメージを受けないように、二〇〇一年一〇月に国産牛肉の買取り制度を設けました。このことが、雪印食品や日本ハムなど多くの企業によって、国産牛肉を外国産と偽って販売する偽装表示や、売れ残った肉を国産と偽って買い取らせる企業犯罪を頻発させました。

政府は、消費者の食の不信に対処するため、二〇〇三年七月一日、食品安全基

雪印食品事件

二〇〇二年一月二三日、兵庫県西宮市にある倉庫会社・西宮冷蔵の水谷洋一社長が、雪印食品の不正を明らかにしました。雪印食品関西ミートセンターが、BSE問題が起きて売れなくなった国産牛対策として農水省が新設した、国産牛肉の買取り制度を悪用して、輸入牛を国産牛と偽って買い取らせていたのです。

この偽装は、二〇〇一年九～一〇月にかけてオーストラリアから輸入された牛肉を国産と偽ったもので、合計六六三箱、一三・八トンに達し

食品安全委員及び事務局の構成

食品安全委員会委員
7人の委員から構成される

専門調査会（延べ240人程度）
・企画 ・リスクコミュニケーション ・緊急時対応 【評価チーム】 ・化学物質系評価グループ （添加物、農薬、動物用医薬品、器具・容器包装、化学物質・汚染物質） ・生物系評価グループ （微生物・ウイルス、プリオン、かび毒・自然毒等） ・新食品等評価グループ （遺伝子組換え食品等、新開発食品、肥料・飼料等）

事務局（事務局長、次長、4課1官）
・総務課 ・評価課 ・勧告広報課 ・情報・緊急時対応課 ・リスクコミュニケーション官

本法を施行し、食品安全委員会を設立しました。これは農水大臣が「BSE問題に関する調査検討委員会」をつくり諮問し、同委員会が二〇〇二年四月二日に報告をまとめ、その中で食品安全委員会の設立を求め、それを受けた形で設立されました（右図）。ここにおいて一つの問題が生じます。それは検討委員会の答申では、食品安全委員会は政府から相対的に独立した学術審議会のような機関として設立するよう求めました。しかし、政府は政府内（内閣府）に設けてしまったのです。その結

ていました。オーストラリア産の牛肉を国産のラベルが貼ってある箱に詰め替え直して、国に買い取らせていたのです。

　オーストラリア産牛肉は、キログラム当たり七〇〇円で輸入されていました。国は国産牛肉をキログラム当たり一一一四円で買っていました。その差額は四一四円になります。雪印食品が得た利益は、約五五〇万円です。明らかに詐欺であり犯罪です。

　その後、この偽装工作は、関西ミートセンターにとどまらず、本社や関東ミートセンターでも行われていることが分かりました。総計は三〇トン、約一二〇〇万円に達し、会社ぐるみの犯罪行為であることが分かりました。

　その後、関西ミートセンターでは、BSE問題が発生する前から、輸入牛肉を国産牛肉と偽ったり、輸入豚

果、直接政治の干渉を受ける構造になりました。それが米国産牛肉問題で顕在化するのです。

二〇〇三年一二月、米国でBSE感染牛が発生しました。日本の牛肉市場は、二〇〇一年九月一〇日のBSE発生まで、国産・米国産・オーストラリア産がほぼ三分の一ずつを占めていました。以降、国産の占める割合が低下、米国産が増え続けている中で、米国産牛肉の輸入が停止されました。

政府は国産牛肉の安全確保のために、三つの方法で牛肉の安全を守る体制を築き上げました。全頭検査、危険部位の除去、トレーサビリティ（追跡可能性）です。二〇〇一年一〇月一八日からは出荷される牛の全頭検査が始まりました。BSE感染牛を市場にださないための第一段階の歯止めです。現在の検査方法では、感染間もない牛は見つけだすことができないため、第二段階の歯止めとして、脳、眼、脊髄、回腸遠位部などの危険部位の除去が行われてきました（上表）。この二つの歯止めに加えて、二〇〇四年四月一日から牛肉トレーサビリティ法が施行され、もしBSE牛が発生しても、原因がすぐわかり対策を立てられるようになりま

特定危険部位（SRM）

	プリオンの集中度
脳	66.7%
脊髄	25.6
背根神経節	3.8
回腸遠位部	3.3
眼球	0.04
扁桃	–

肉を国産豚肉と偽って販売していたことが明るみに出ます。偽装工作はすっかり会社の体質になっていたのです。

事件が明るみに出て、企業体質が問われ、結局、雪印食品は二〇〇二年二月二二日に、臨時株主総会で会社の解散を正式に発表しました。

日本ハム事件

二〇〇二年七月三〇日、日本ハムが、無断で一・三トンの牛肉を無断で焼却処分していることが明るみに出ました。これがきっかけになって、同社の犯罪が明るみに出ていくのです。

事件の発端は雪印食品事件でした。同事件を受け、ハムやソーセージの業界団体「日本ハム・ソーセージ工業協同組合」は、自主点検を行いました。その結果、九業者の約七・八トンについて、買取り制度を悪用し

した。

他方、米国はどうかというと、ごく一部しか検査は行われず、危険部位の除去も杜撰であり、トレーサビリティは不可能という、とても安全とはいえない状態にあることが明らかになりました。

日米関係を重視する日本政府の対応

できたばかりの食品安全委員会の真価が問われることになりました。しかし、米国政府による圧力の前に、同委員会はなすすべもなく、結局、二〇〇五年一二月一二日、輸入再開決定に至ったのです。しかも、その過程で、日本が独自に行ってきた全頭検査が一部検査に変更されるという、お土産までついたのです。

しかし、再開直後の二〇〇六年一月二〇日、成田空港で検疫手続の際、米国産牛肉に危険部位の脊柱が見つかり、ふたたび輸入停止状態となりました。発見されたのは、ニューヨークの牛肉処理業者・アトランティック・ビール・アンド・ラム社が、首都圏の業者に輸出したもので、たまたま抜き取り検査を行った箱から見つかったため、他の箱も開けて検査したところ三箱から脊柱が見つかりました。その後、韓国や台湾、香港などでも、危険部位の混入が見つかっていますから、日本だけのケースではありませんでした。

これに対する日本政府の対応は、日米関係を重視する立場から、輸入再々開を目指しました。その結果、わずか半年後の六月二一日に日米農水省局長級の簡単な

ている可能性が強いことが分かりました。同協同組合は農水省に対して、その約七・八トンに関して取下げを申請しましたが、農水省は検査を行うまで取り下げ申請を認めませんでした。その農水省の指示を無視して、日本ハムは、自社の分一・三トンを焼却処分したのです。明らかな証拠湮滅でした。

問題となった牛肉は、二〇〇一年一一月に同社の子会社の「日本フード」姫路営業所から、国産牛肉として日本ハムに納入されたものです。日本ハムは「日本ハム・ソーセージ工業協同組合」の指示で取下げを申請し、焼却したと発表しました。

しかしよく見ると、同協同組合の理事長は、日本ハムの会長・大社義規でした。また、子会社日本フードの社長は、日本ハムの副社長が兼務していました。すなわち、同協同組

電話会議で輸入停止解除の政治的決着が図られ、正式に輸入再々開が決まったのは七月二一日でした。それにしても、実に素早い対応でした。このようにBSE問題は結局、政治が優先され、消費者の安全は二の次にされたのです。

さらに、米国農務省は七月二〇日、検査の対象とする牛の数を、現行の約一〇分の一程度に縮小すると発表しました。これでは、一%を切るごくわずかの検査率です。輸入停止解除の合意後、日本政府は米国内三五カ所の牛肉処理施設を調査しました。二〇〇五年末に行った調査があまりにも杜撰で、脊椎発見・輸入再停止に追い込まれた経緯があるため、今回は丹念（たんねん）に見たといわれています。しかし、結局「問題なし」という結論が出されました。その後、日本各地で消費者を対象に説明会が開かれました。その中で、輸入再開を批判する声が噴出（ふんしゅつ）したにもかかわらず、予定通り米国産牛肉は日本市場に入ってきました。再開後、米国産牛肉が最初に消費者の前に現れたのは、二〇〇六年八月九日、米国系スーパーの「コストコホールセール」の三店舗でした。

その後の米国産牛肉問題

その後も米国の対応のずさんさは、目に余るものがあります。二〇〇六年一一月八日、政府は米国農務省発行の衛生証明書に記載されていない胸腺一箱が見つかったことを明らかにしました。胸腺は危険部位ではありませんが、米国からの牛肉輸出の際には輸出品をきちんと管理することになっていました。それがきちんと守

合、日本ハム、日本フードは一体のものであることが判明し、会社ぐるみの犯罪と、その証拠湮滅であることが、疑いようがなくなったのです。

その後、日本フード愛媛、徳島両営業部が買い上げ申請を行っていた計七六八キログラムもまた、偽装牛肉だったことが発覚しました。

事件の真相がまだ全面的に明らかにならないうちに、それを途中で遮って決着をはかったのが、農水省でした。農水省は、一連の買取り制度悪用事件に、早急に終止符を打たないと、同省自体の責任が問われることになるからです。同省は、この事件に関して、日本フード、日本ハム、日本ハム・ソーセージ工業協同組合の三者の聴聞にとどめ、「会社ぐるみの犯罪ではなかった」と結論を出すのです。

その後、日本ハムが行った社内処

られていなかったのです。米国での牛肉管理のずさんさがあらためて示されたものといえます。

米国政府の圧力もさらに強まっています。二〇〇七年六月、政府は全頭検査を取りやめることにしました。これは二〇〇五年八月から二〇カ月齢以下の検査は法的には不要になっていましたが、自治体が独自に行うことに関しては容認し、予算措置をとってきました。その予算措置を止めることにしたのです。しかも自治体が独自に検査を継続しようとすると、それに介入し止めさせようとしたのです。

米国政府はその後も、輸入制限撤廃の圧力をさらに強めており、政府も二〇カ月齢以下の輸入制限を、三〇カ月齢以下に緩和することを検討しており、それが決まるとさらに制限撤廃に動くものと見られています。

分の甘さが問題になりました。大社一族の権力支配構造を温存するような形で処分が発表されたからです。社会的な批判にさらされ、同社は処分のやり直しを強いられたのです。

日本ハムがらみの事件としては、その後、関連会社の「日本ハム食品」が、チルド食品「天津閣」シリーズの肉マンなどの食品で、ラベルを貼り変えて、賞味期間を最長一三日間先延ばししていたことが分かりました。さらには子会社の「南日本ハム」が、輸入豚を用いていたにもかかわらず、鹿児島産の豚を使用したとする不正表示を行っていることが、明らかになります。さらには子会社の「日本バイオラボ」が、豚に未承認ワクチンを投与していたことも明るみに出ます。

BSE関連年表

1986年	英国で初めてBSE感染牛が確認される
1995年	WTO（世界貿易機関）設立、牛肉の流通拡大
1996年	英国政府が初めて牛から人間への感染を認める（3月）
2000年	欧州でBSE感染牛が急増
2001年	農水省の熊沢事務次官が、日本でのBSE発生の可能性を否定（6月）
	日本で初めてBSE感染牛が確認され、発表される（9月）
	肉骨粉の使用が全面禁止されるが、1カ月後に一部解禁（10月）
	牛の全頭検査始まる（10月）
	政府による国産牛肉の買取り制度が緊急につくられる（10月）
	武部農水大臣が北海道で「感染源解明は大切ではない」と発言（12月）
2002年	雪印食品による牛肉偽装事件明るみに（1月）
	BSE問題に関する調査検討委員会が独立した食品安全機関を提言（4月）
	日本食品による牛肉偽装事件明るみに（6月）
	日本ハムが偽装牛肉を焼却処分、証拠湮滅が明らかに（7月）
2003年	食品安全基本法が施行され、食品安全委員会がスタート（7月）
	23カ月齢の感染牛で新型ＢＳＥを確認（10月）
	米国でBSE感染牛が確認され、米国産牛肉輸入停止に（12月）
2004年	牛肉トレーサビリティ法施行（4月）
	食品安全委員会が全頭検査中止決める（9月）
2005年	日本で初めてvCJDの患者報告される（2月）
	米国産牛肉の輸入再開決定（12月）
2006年	成田空港で脊椎発見、再び米国産牛肉輸入停止に（1月）
	米国産牛肉の輸入再々開決定（7月）
	米国産牛肉から記載証明のない胸腺が見つかる（11月）
2007年	日本政府が全頭検査を取りやめることに（6月）

Q5 米国産牛肉は安全ですか?

米国ではBSEの広がりは予想以上だと見られていますが、それ以外にどのような問題があるのでしょうか?　抗生物質の多用などを聞いたことがありますが?

米国産牛肉で多胎出産増加の報告

ＢＳＥ（牛海綿状脳症）問題にからみ、米国産牛肉の輸入再開が問題になっていますが、それ以外にも米国産牛肉には数多くの問題点が指摘されています。とくに問題だと思われているのが、米国の牛肉や牛乳生産で一般的に用いられている、遺伝子組み換え・牛成長ホルモン剤がもたらす悪影響です。

ニューヨーク州ロングアイランド・ユダヤ・メディカルセンターのゲーリー・スタインマンらによると、米国内で牛肉や牛乳、乳製品など、牛由来食品をよく食べる人の間で、双子などの多胎出産が増えていることが判明しました。その研究報告は米『生殖医療』誌五月二〇日号に発表されました。同論文によると、この多胎出産の傾向は、同ホルモン剤がよく使われ始めた一九九〇年代から見られ、日々よく牛由来製品を食べている女性は、自然に起きる五倍も多く双子を出産しているといいます。人間のホルモン・バランスを崩すからと思われます。

この牛成長ホルモン剤は、米国に本社を置く多国籍企業のモンサント社などが開発した動物医薬品で、自然のままでは、死んだ牛からわずかしか採取できない成長ホルモンを、遺伝子組み換え技術で微生物に量産させた製品です。このホルモン剤を投与すると子牛の成長が早まり、乳牛に用いると乳量が増加します。

米国では、この牛成長ホルモン剤の野外での安全性評価試験が一九八五年から始まり、同時に使用反対運動が始まりました。とくに小規模酪農家（らくのうか）や消費者団体が反対運動を繰り広げました。結局、九年間にわたって激しい論争が続き、一九九三年一一月にモンサント社などによる工作が功を奏し、米食品医薬品局が許可を与え、一九九四年二月から発売が始まった、いわくつきの製品です。

この牛成長ホルモン剤には、初めから安全性に疑問がもたれていました。米国イリノイ大学のサミュエル・S・エプスタイン教授が指摘していたのが、「牛乳中の牛成長ホルモン剤は血液に吸収され、アレルギーやホルモンへの影響が考えられ」「その危険性はとくに乳幼児に高くなる」ことでした。同教授は、「牛乳や牛肉にインシュリン様成長因子が増加するため、女性と子どもに乳がんが発生する危険性が高くなる」とも指摘していました。

牛自体も、乳を過度に搾り取られるため、免疫力が低下するなど体が弱まることになります。牛乳もまた、ビタミンB一二などの重要な栄養素が欠乏することが指摘されました。また消費者団体は「この成長ホルモン剤を投与した牛は乳腺炎（にゅうせんえん）にかかりやすく、そのためミルクに膿汁（のうじゅう）や細菌が混入したり、抗生物質の残留量（ざんりゅうりょう）が多

モンサント社

GM作物の種子の市場をほぼ独占している多国籍企業で、本社は米国ミズーリ州セントルイスにある。ベトナム戦争時に枯れ葉剤を最も多く生産していたなどの歴史をもつ。『遺伝子組み換え企業の脅威』（緑風出版）に詳しい。

くなる危険性が高くなる」と指摘し、反対しましたが認可されたのです。

このようにさまざまな問題点が指摘されている遺伝子組み換え・牛成長ホルモン剤で、「多胎出産」という新たな危険性が明らかになったのです。

そのようなことから、米国では牛成長ホルモン剤不使用を売り物にした牛乳などが広がっています。米国クローガー社は二〇〇七年八月に、二〇〇八年二月までにすべての牛乳で牛成長ホルモン剤使用の牛乳の販売を中止する、と発表しました。同社は「これは消費者の要望に基づくものである」と述べています。二〇〇七年初めまでに同社は、米国の西半分で牛成長ホルモン剤フリーの牛乳の販売を始めていましたが、それを全国に広げることになったのです。

まだまだ問題点がある米国産牛肉

このようにBSEの危険性に加えて、ホルモン剤が用いられていることで、これだけでも米国産牛肉の安全性は乏しいといっても言い過ぎではありません。しかし、安全性を脅(おびや)かしているものは、それだけではないのです。米国での牛の飼料はほとんどが遺伝子組み換え作物で成り立っています。牛肉を食べたり、牛乳を飲んだり、ヨーグルトを食べたりすることは、実は間接的に遺伝子組み換え作物を食べることになります。このような間接摂取による影響に関して、何も調べられていないのです。その上、米国牛には抗生物質(こうせいぶっしつ)が必要以上に用いられているため、抗生物質耐性菌の拡大が深刻化しています。米国ではいま、抗生物質耐性菌が広がったた

抗生物質
かびや細菌などから作り出し、他の微生物を抑制するなどの性質をもつ物質のことです。医療だけでなく飼料添加物や農薬などにも用いられてきました。一九四一年にペニシリンが発見されて以来、多数見つかっている反面、耐性菌が出現して効果がすぐなくなるという問題を抱えています。

めに、治療法を失って死亡する人が増え続けています。米国ではこのところ、毎年二〇〇万人が院内感染し、内九万人が死亡しているといわれています。

米国産牛肉の輸入再開問題で、日本企業の中にも米国産牛肉待望論があることは事実です。その代表が牛丼屋です。BSE問題で、米国産牛肉の輸入停止措置がとられ、牛丼チェーンなど外食産業にパニックが起きました。オーストラリア産に切り換えることができないのは、コストの壁が立ちふさがっているからです。オーストラリア産は丸ごと一頭購入しなければなりませんが、米国産は部位ごとの購入が可能なため、腸や横隔膜など通常肉としては使えない内臓肉や屑肉を安く買うことができるからです。

しかし、安い部位はそのまま使えないため、そこで登場するのが牛肉もどきの肉の塊を作る方法です。使い物にならない安い部位をかき集め、接着剤を用いて圧縮して塊を作ります。それだけだと堅くて食べられないため、蛋白質分解酵素を加えて食肉を柔らかくします。すなわち、安い部位に蛋白質分解酵素と接着剤を加え、圧縮して肉の塊をつくるのです。その塊をスライスして使ってきたのが、牛丼チェーンなど外食産業で用いられる牛肉です。その際、増量材として大豆かすやマトンなど他の肉を加えることもあります。いってみれば牛肉もどきの代物です。

ハンバーガーに用いられるミンチ状態の肉も同じです。一部のチェーンでは安い使い物にならない部位をかき集めて作り出していきます。その安い部位の中に腸があれば、その腸の中には糞もあり、その糞が入り込む可能性も否定できません。

院内感染

病院の中で患者に起きる感染のことをいいます。医師や看護士、他の患者、医療器具などから起きますが、病人やお年寄りのような抵抗力が弱い人の場合、健康な若者では問題にならない感染症でも重症になるケースがあり、問題となっています。

Q6 霜降り肉は高級というイメージですが、このような牛肉はどうですか？

霜降り肉は、人間でいうと成人病の末期症状を人為的に引き起こしているようなものだと聞きましたが、本当でしょうか？

霜降り肉は、どのような肉

国産牛肉の中で、生産者・消費者がともに抱いてきた「霜降り幻想」がもつ問題点とはどんなものでしょうか。牛は、豚肉と比べて筋繊維が硬いので、脂肪が筋繊維の間に混じることで柔らかさは増します。そのようなサシが入った状態を霜降りといいます。

霜降り牛肉とは、筋肉に脂肪が広がった状態であり、人間でいえば成人病の末期に近い状態です。そのため霜降り牛肉を食べることは、不健康な牛の肉を食べることになります。

欧州では、有機畜産の考え方の中に、動物の福祉という概念が入っています。動物を虐待せず、健康に育てなければいけない、それは健康に育った家畜は、健康な食卓をもたらすという思想があるからです。霜降り肉は、有機とは対極の状態でつくられた肉ということになります。

有機畜産

現在は、日本の農水省による有機JASでは、食肉に関する規定はありません。国際的にはコーデックス委員会によって基準が設定されています。そこでは有機飼料の供与、動物医薬品の使用規制などが示されています。欧州ではさらに規格が厳しくなっています。

どのようにして霜降り肉はつくられるかというと、まず牛を放牧してはいけません。オーストラリアでは、誕生から屠畜されるまで放牧し、配合飼料を与えない牛が多数います。そのような牛の肉は大変に硬くなります。それとは反対に、柔らかくするためには牛舎に閉じ込めておかなくてはいけないのです。

飼料は牧草ではなく、脂肪がつきやすい配合飼料を用います。その配合飼料にはさまざまな添加剤が加えられています。例えば、脂肪は血管を詰まらせるため、わざわざ血管を拡張して筋肉の隅々まで脂肪がいきやすいようにする添加剤が用いられています。さらに、食欲を増進させて霜降りができやすいということでビールやビールかすがよく用いられます。その結果、霜降り肉になる牛の肝臓は異常が起き、使い物にならない状態のものが多いといわれています。

しかも仕上げの際には、カルシウムやビタミンA、鉄分などが除去されるのが通常です。このようにして、脂肪が多く、栄養分の乏しい肉ができ上がるのです。屠畜される際には立ち上がることもできない牛も多く見られます。そのような不健康な牛からつくられる肉が、霜降り肉です。

人間でいえば、狭い部屋に閉じ込められたまま、運動もさせず、ビールを飲まされて食欲を無理やり増進させられ、脂肪分の多い食事を与えられ、心臓病や高血圧などになるのを防ぐ薬を与えられ、立ち上がることもできなくなった状態で育てられることを意味します。このような不健康な肉は、けっして本物の肉とはいえません。

偽霜降り肉の作り方

その他にも、見せかけだけの霜降り肉づくりも行われています。まず古くて変色した肉をあたかも新しい肉であるように見せかける方法です。ニコチン酸アミドを振りかける方法で、食肉だけでなく鮮魚でも用いられています。このニコチン酸アミドは、ニコチン酸強化や発色を目的に使用が認められている食品添加物です。ハムやソーセージなどに用いられていますが、食肉や鮮魚(せんぎょ)での使用は認められていません。しかし、一般に使用が認められているため、広く販売されており、食肉に用いられていたとしても分からないため、私たちはその違反行為に気づかず新鮮な牛肉だと思いこんで食べてしまうことがあります。

次に、硬い食肉を柔らかくする方法があります。すでに述べましたが、蛋白質分解酵素を用いる方法で、米国産の牛肉の安い部位を用いてきた外食産業が、よく用いている方法です。増量材が用いられるケースもあります。その増量材としては、雪印食品事件の際に、次のようなことも明らかになっています。これは牛ではなく豚でしたが、関東工場で製造した豚ロース生肉四四三〇kgは、水と添加物を加えて九一九六kgに増量製造・販売されていました。実に二〇七・六%も増やされていたのです。添加物は一五種類使われていましたが、目的表示されているのはわずか三種類でした。この水と添加物を加えて増やす方法は、ハムづくりでは一般化しています。

食品添加物

食品を加工したりする際に、長持ちさせたり、見栄えをよくしたり、味覚や歯応えなどをよくすることを目的に用いる物質で、天然添加物と化学合成の添加物があります。流通革命によって食品の輸送距離が長くなったり、長期間店頭に並ぶことが多くなり、種類や使用量が増えました。

二〇〇七年に発覚したミートホープ事件でも、水を加えていることが発覚しましたが、新しく見せかけたり、柔らかくしたり、増量したりして、偽者（にせもの）の食肉が出回っているのです。これらの方法はすべて偽霜降り肉づくりに応用できます。

さらに霜降りもどきの肉のつくり方まで登場しました。それは安い赤身の牛肉に、和牛の脂肪を注入する方法で、その際牛乳蛋白を加えると、安価な霜降りそっくりの牛肉ができます。ブランドの価値が高くなると偽ブランドがはびこるように、霜降り幻想がはびこればはびこるほど、偽霜降りがはびこることになります。

ミートホープ事件で明らかになったように、偽物がはびこっています。偽物にだまされず、本物の牛肉を選ぶために、日頃から確かな生産者とつき合っていくことが大切です。

Q7 鳥インフルエンザとは何ですか？

鳥インフルエンザと人間のインフルエンザは、同じ病気だと聞きましたが、どのような共通性と違いがあるのでしょうか？　伝染する可能性もあるのですか？

鳥インフルエンザが猛威

このところ鳥インフルエンザが、毎年のように猛威を振うようになりました。通常、鳥は感染しても病気にならなかったのですが、突然変異を起こし鳥に病気を引き起こすようになりました。その後、毒性の強いウイルスも確認され、病気の広がりも中国、ベトナム、タイ、インドネシアなどアジア各国から世界中に拡大しています。日本でも、二〇〇四年一月一二日に山口県で七九年ぶりに発生が確認され、その後、発生が確認されると、鶏の処分が繰り返されています。人間への感染も拡大しています。鳥から人間へ、さらに人から人への感染が報告されています。

鳥インフルエンザは、家畜伝染病予防法で家畜伝染病に指定されているため、感染が確認されると一斉処分が行われてきました。これはあくまで、鶏の間で感染が拡大し、大量死が起きるのを防ぐのが目的です。本来、鳥の間の予防で終わるはずだった対策が、人間へ広がり、さらに人から人への感染が広がり、対策の範囲を

家畜伝染病予防法

家畜伝染病予防法は、家畜伝染病と届け出伝染病を監視伝染病として指定し、予防・蔓延を防止するのが目的で制定されました。家畜伝染病には、牛疫、口蹄疫、狂犬病、炭疽、豚コレラなど二六種類がリストアップされ、届け出伝染病には、牛流行熱、野兎病など七一種類がリストアップされています。

広げてきました。

確かに鶏の処分数は多いのですが、人間への影響は過去の流行に比べて大きなものではありません。「新型インフルエンザ」ということで恐れられていますが、まだ実態は把握されていません。今回の流行の背景には、食のグローバル化や病める畜産の実態がある一方で、ワクチンや抗ウイルス剤を売り込む製薬メーカーのしたたかな戦略が垣間見られ、事態の性質を複雑にしています。

インフルエンザの歴史

インフルエンザ・ウイルスが引き起こす病気をインフルエンザといいます。この病気の歴史は古く、紀元前四一二年には、ギリシャの医者で、医者の倫理規範の原点といわれる「ヒポクラテスの誓い」で有名なヒポクラテスによって、それと思しき症状が記録されています。一七八一年、一八三〇年にも中国を出発点に、ロシアを経てヨーロッパにまで、病気が流行しています。

そのインフルエンザ・ウイルスが大暴れしたのが、第一次世界大戦の最中でした。一九一四年からヨーロッパ大陸を主戦場に、世界規模で戦争が起きました。一九一八年に、戦場を駆けめぐった病気が、最後はドイツ軍の戦意を奪い、同軍の敗北を決定づけました。当時、このインフルエンザは、スペイン風邪と呼ばれていました。

このインフルエンザによって命を落とした人の数は、第一次世界大戦の直接の

ヒポクラテスの誓い

医神アポロン、アスクレピオス、ヒギェイア、パナケイアおよびすべての男神と女神に誓う、私の能力と判断に従ってこの誓いと約束を守ることを。この術を私に教えた人をわが親のごとく敬い、わが財を分かち、その必要がある時に助ける。その子孫を私自身の兄弟のごとくみて、彼らが学ぶことを欲すれば報酬なしにこの術を教える。そして書き物や講義その他あらゆる方法で、私のもつ医術の知識をわが息子、わが師の息子、また医の規則に基づき約束と誓いで結ばれている弟子どもに分かち与え、それ以外の誰にも与えない。私は能力と判断の限り、患者に利益

死者の数、一八〇〇万人を上回る、約二〇〇〇万人でした。大量の死者をもたらした原因の一つが、戦争でした。戦場では食糧が不足し、衛生状態も最悪でした。インドで多数の死者を出した原因は、劣悪（れつあく）な公衆衛生でした。ウイルスは、このような状態のときに、とくに猛威を振います。

その後しばらく、このスペイン風邪をもたらしたウイルスと同じタイプのウイルスが、人間社会に出現することはありませんでした。もともとインフルエンザ・ウイルスは、人間の体の中に抗体ができると、増殖が抑えられるからです。抗体をもった人が少なくなるとまた出現してくるのです。

生き残り戦略としての変化

インフルエンザは、いつも突然流行して、パタッとおさまります。まれに毒性の強いウイルスがやってきます。とくに高齢者や病気の人に多くの犠牲者（ぎせいしゃ）を出して、いつのまにか収束（しゅうそく）していきます。鳥インフルエンザもまた繰り返し起き、時には毒性の強いものが出現します。とくに強い病原性をもつものを「高病原性鳥インフルエンザ」と呼んでいます。

生物とウイルスとの格闘（かくとう）は、抗体対ウイルスの変化の歴史でもあります。抗体ができると、ウイルスは暴れることができなくなります。その時、ウイルスは生き残り戦略を発揮（はっき）して、自ら変化して再び感染できるようにするのです。

インフルエンザ・ウイルスには、A、B、Cの三つのタイプがあり、中でもA

と思われる養生法をとり、悪くて有害と知る方法を決してとらない。

頼まれても死に導くような薬を与えない。それを悟らせることもしない。同様に婦人に流産を導く道具も与えない。純粋と神聖を持ってわが生涯を貫き、わが術を行う。結石を切り出すことは神かけてしない。それを業とするものに任せる。

いかなる患者の家を訪れるときも、それはただ病者に利益をもたらすためであり、あらゆるかってな戯れや堕落の行為を避ける。女と男、自由人と奴隷の違いを考慮しない。医に関すると否とにかかわらず、他人の生活についての秘密を守る。

この誓いを守り続ける限り、私は、いつも医術の実施を楽しみつつ生きて、すべての人から尊敬されるであろう。もしもこの誓いを破るならば、その反対の運命を賜りたい。

型が最も変身を遂げやすく、時には大災害をもたらします。インフルエンザ・ウイルスの表面には、二種類の蛋白質からなる、手のような突起（とっき）が多数ついています。ＨＡ蛋白質（血球凝集素、略称Ｈ）とＮＡ蛋白質（ノイラミニダーゼ、略称Ｎ）です。この二つの蛋白質が、ウイルスの回りに頭を出し、細胞に感染する際に都合のよい形をしています（下図）。抗体は、その突起を見分けて感染を防ごうとします。

　このＨとＮには、さまざまな組み合わせがあり、スペイン風邪を引き起こしたウイルスは「H_1・N_1」の組み合わせであり、鳥インフルエンザ・ウイルスは「H_5・N_1」の組み合わせのものが多いのです。

　ウイルスが生体内に入ると、生体にはそれを攻撃する抗体ができ、体を守ろうとします。抗体は、蛋白質の形を見てウイルスが働かないようにするのですが、次はウイルスの方が蛋白質の構造を変えて抗体の攻撃を避けようとします。このように、さまざまな蛋白質の組み合わせや形の変化がつくられてきました。その結果、流行しては治まり、流行しては収まり、の繰り返しとなっているのです。毎年、人間や鳥のインフルエンザが流行するのは、それが原因です。

インフルエンザウイルスの表面の構造

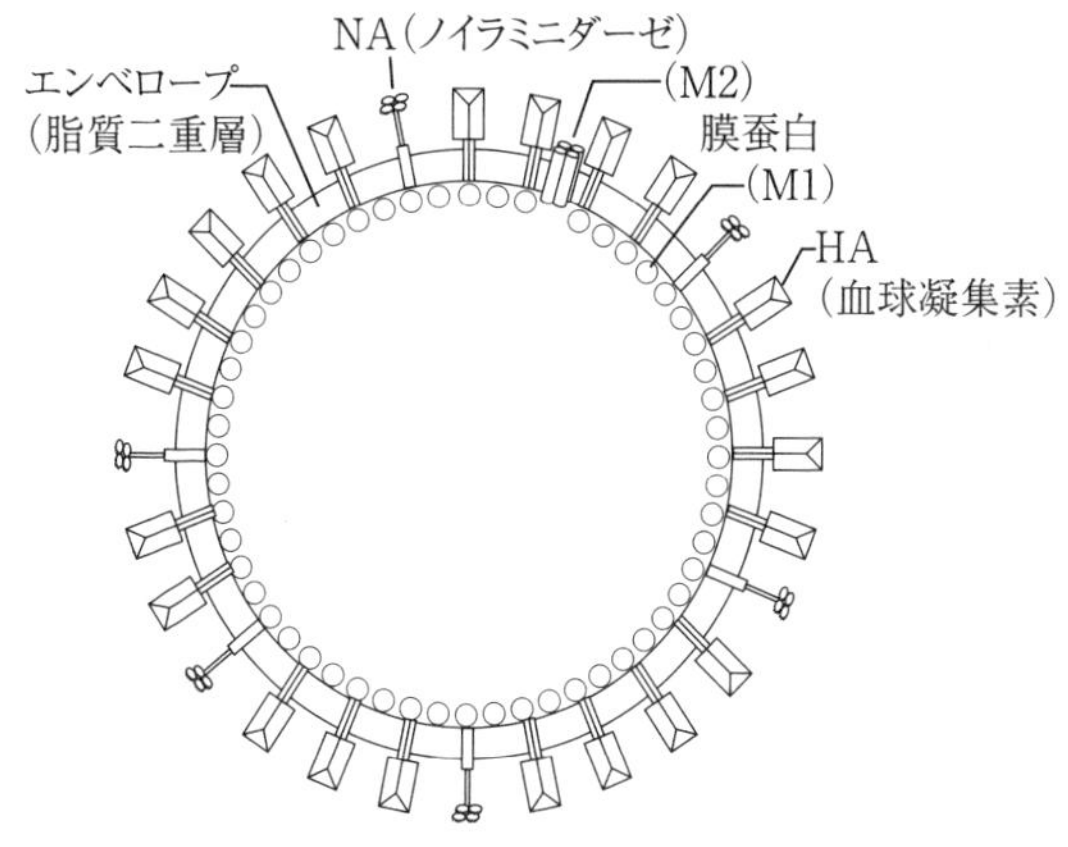

Q8 鳥インフルエンザはどうして広がったのですか？

なぜ、最近になって急に鳥インフルエンザの流行が起きたのでしょうか？　それは養鶏のあり方と関係しているのでしょうか？

病める畜産が原因

感染症の広がりには、人為的な要因が大きく影響します。生産効率を上げるために規模を拡大してきた畜産が、鳥インフルエンザ流行の温床だといえます。不健康な状態で、大規模に密集して飼育しているところに、いったん病気が持ち込まれれば、たちまち鶏舎中に感染は広がり、全滅する可能性が強まります。そこで働く人にも感染します。

また、食のグローバル化が進み、移動が激しくなったことでウイルスが広く運ばれる素地ができたことも、今回、流行が拡大した要因のひとつであると見られています。

インフルエンザ・ウイルスの貯蔵所は、カモなどの鳥類の腸管であることは、すでに定説となっています。ウイルスは、鳥の腸管の中では増殖しても、気道では増えることがありません。腸管の中で増えたウイルスが排出物と一緒に環境中に出

食のグローバル化

ＷＴＯ体制下、貿易の自由化と促進が図られています。食も例外ではなく、関税が取り払われるなど保護が弱くなり、世界中を流通するようになりました。その結果、中国など労働賃金が安い国に生産地が移行したため、それに対抗して、欧米など先進国は補助金によって競争力を維持しています。その結果、食の安全に関してさまざまな問題が発生しています。

て、広がっていきます。

通常ウイルスの広がりは、鳥の排せつ物にあるウイルスが豚に感染して起きます。流行の発生源は中国であり、中国に渡る鳥が絶え間なく供給し、中国では鳥と豚が接触する機会が多いため、さまざまな鳥のウイルスが豚に感染し、豚の体内で混合されます。混合し変化したウイルスが、人間に感染します。人間に感染し広がったウイルスもまた、豚に感染し、その体内で混合し、変化します。こうして、時には猛烈な強さをもったウイルスが現れて大被害をもたらすことになるのです。

問われる養鶏の在り方

それ以外の場合は、種の壁を越えて感染することはまれです。鳥インフルエンザ・ウイルスは、その種の壁を越えて感染した例に当たると考えられます。以前、人間と馬が密接に生活していた時期に、人間が風邪をひくと馬が風邪をひくといわれてきました。濃厚（のうこう）な接触（せっしょく）があると感染する典型的な例ですが、その後、接触が薄れたため、馬インフルエンザの報告はほとんどなくなりました。しかし、二〇〇七年になってまた急速な拡大を見せ、八月開催の札幌、新潟、小倉の三つの中央競馬や、

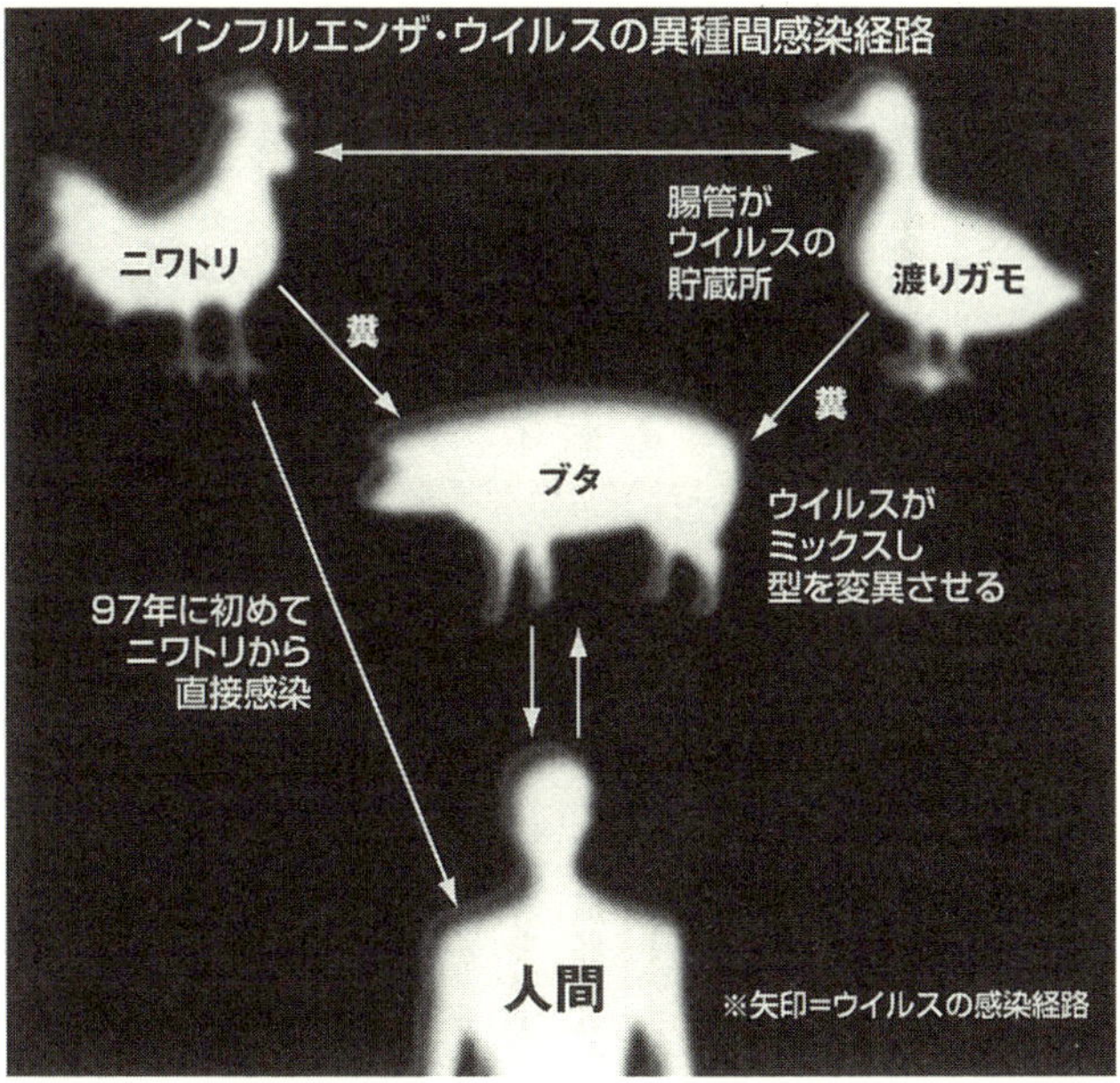

旭川や大井など多数の地方競馬が、相次いで中止に追い込まれました。ふたたび人間との濃厚な接触で感染が起き、いったん馬の世界に持ち込まれたウイルスが瞬く間に全国に広がったものと思われます。

なぜ鳥インフルエンザ・ウイルスが、ベトナムなどで人間にも感染し、広がったかというと、大規模経営が広がり、日々、鶏と人間が濃厚に接触することから人間への感染が起き始めたと考えられます。

この鳥インフルエンザは、現在の養鶏の在り方が問われたケースといえます。窓もつくらず、人工的な光で育て、濃厚飼料で次々と卵を生ませたり、肉を生産してきました。こんな不健康な状態で育てていますから、鶏には抵抗力がなく、いったんウイルスが入り込めば、たちまち鶏は全滅する可能性があります。逆に、野外で飛び回っている鶏の場合、感染しても平気なケースが見られ、とくに殺処分する必要がないケースもあります。鳥インフルエンザで問われたのは、養鶏の在り方だといえます。

Q9 卵や鶏肉などを食べても大丈夫でしょうか？

感染が確認されると、鶏の殺処分が繰り返されています。そんなに食品として危ないものなのでしょうか？ 観ていると、不安になります。

食の安全の問題ではない

鳥インフルエンザ対策は、直接、食の安全性を問題にしているではありません。社会の防衛が目的で進められています。日本で流行しているウイルスは弱毒性がほとんどで、一定の温度で加熱すればウイルスは死んでしまうため、気をつけてさえいれば食べ物としては問題ありません。感染が確認されると鶏舎内の鶏がすべて殺処分となり、周辺の鶏まで出荷停止となるのは、感染を防ぐのが目的で、食の安全を守るためではありません。

インフルエンザに関しては、現在はワクチン禍や抗ウイルス剤のほうが問題です。次々と変幻自在に変化しながら、インフルエンザ・ウイルスは生き延びつつ、また人間社会に襲いかかってきます。人間は、それに対抗する手段としてワクチンを開発しました。しかし、ウイルスが変幻自在の変化を起こすため、有効なワクチンをつくることができず、かえってワクチン禍を広げてきたのです。

最近でも、ワクチンによる副作用は、相変わらず起きつづけています。厚労省は二〇〇三年八月、肝機能障害と喘息発作（ぜんそくほっさ）を、添付文書の中の重大な副作用の項目に入れるよう指示しています。日本でも、ワクチン禍として名高いギラン・バレー症候群が多数発生しています。効果がほとんどない上に副作用が起きることから、一九九四年に学童へのワクチン使用が中止された経緯があります。

今回の鳥インフルエンザ騒ぎを大きくしたのは、新型インフルエンザの出現を予測してワクチン製造をあおってきた、製薬メーカーと、そのメーカーと深い関係にある医者たちです。新型インフルエンザと鳥インフルエンザを結びつけて、恐怖をあおったのです。

学童の集団接種が中止され、それによってメーカー六社のうち一社が製造を中止し、他の五社も製造を大幅に縮小しました。この事態に危機感を抱いた人たちによって、厚生省の中に「新型インフルエンザ対策検討会」がつくられました。新型インフルエンザが登場する可能性があり、その被害を最小限に食い止める必要がある、というのが設立の理由でした。一九九七年五月に設置され、同年一〇月二四日に報告書が出ています。

その報告書の中で、新型インフルエンザが流行し、国民の二五％が罹患（らかん）発病すると仮定すると、日本では約三二〇〇万人の患者が発生し、死亡者は最低でも三〜四万に達する可能性がある、という途方もない過大評価を行い、その対策としてワクチンの製造量を大幅に増やす必要があると結論づけたのです。そして新たな需要（じゅよう）

ギラン・バレー症候群
主に筋肉を動かす運動神経が侵されるため、手足に力が入らなくなる特定難病です。手足のしびれが起きたりしますが、重症になると呼吸が困難になります。

先として高齢者をターゲットにしたのです。こうして二〇〇一年一一月には予防接種の見直しが行われ、六五歳以上の高齢者を対象にインフルエンザ・ワクチンの予防接種が復活したのです。

新型インフルエンザ出現の可能性と鳥インフルエンザ騒動を結びつけた成果でした。一時、年三〇万本まで減少していたワクチンの需要が、その後増えつづけ、二〇〇二年には一〇〇〇万本まで膨張し、さらに二〇〇五年には二〇〇〇万本に達し、いまやワクチン・メーカーにとって、インフルエンザは毎年吹く神風となったのです。

タミフルによる薬害

この新型インフルエンザという言葉が一人歩きし、インフルエンザに対する恐怖をあおった結果、売れているのは、ワクチンだけではありません。治療薬として抗ウイルス剤「タミフル」（一般名・リン酸オセルタミビル）も爆発的に売れています。

この薬も効果の方がはっきりせず、副作用が大きい医薬品です。製造元のスイス・ロッシュ社が行った実験では、生後一週間のラットに大量投与すると死ぬケースがあり、薬の成分が脳に入り込み、重い副作用を引き起こすことが分かりました。タミフル服用と子どもの異常行動との間に関係があると思われる事例として、子どもたちがマンションから飛び降りて死亡するケースが相次ぎました。原因はタミフルによる副作用で、意識障害、異常行動、幻覚などが現われた結果と考えられてい

タミフル服用による子どもの飛び降りを報じる新聞（朝日新聞〇七年一一月一二日付夕刊）

タミフル服用
飛び降り2人
計29人に

厚生労働省は11日、インフルエンザ治療薬「タミフル」の服用後、高所などから飛び降りた異常行動が新たに2人判明したと明らかにした。飛び降り事例の報告は計29人で10代が8割を占める。厚労省は、異常行動とタミフルの因果関係の調査を進めており、12月中旬までに結論を出す。

同日の薬事・食品衛生審議会の安全対策調査会で報告された。飛び降りたのは10歳未満と10代の男子。いずれも昨年で、けがはなかったという。

同省は今年3月、異常行動の続発を受けて10代のタミフル使用自粛を呼びかける緊急安全性情報を出し、インフルエンザ患者1万人余の症例調査などを進めている。

ます。他の副作用として、腹痛、下痢、急性腎不全、白血球減少、血小板減少などもあり、ショック症状や肝機能障害での死亡例もあります。

それでも厚労省は「新型インフルエンザは流行してからでは間に合わない」という理由で、大量にタミフルを貯蔵する方針を出し、税金を使ってタミフルを買いあさりました。ただでさえ世界の使用量の八～九割が日本で使われています。その上、大量に貯蔵したのです。

だが、副作用による死亡例が相次ぎ、いまやタミフルがもたらす薬害の方が問題になっています。しかも、タミフルについて研究する厚労省研究班の横浜市立大学・横田俊平教授が、タミフルの輸入販売元の中外製薬から一〇〇〇万円も寄付されていることが明らかになりました。

社会の側が問題

人間はインフルエンザ・ウイルスに勝つことはできない。それは、これまでの闘いの歴史からいえることです。微生物の側の生き残り戦略は、絶えず人間の対抗措置を上回ってきました。

インフルエンザ・ウイルスと闘うのではなく、いかにうまく折り合っていくかが大切です。少なくとも、戦争がない、衛生状態の良好な、病気になった時に体力をつけながらゆっくり休める、高齢者や体の弱い人に優しい社会になれば、発病する人も死者の数も大幅に減らすことができます。私たちが身を守るためにできることも同じです。休養や睡眠をとり、ストレスを少なくし、しっかりした食事をとることです。それは鳥インフルエンザに対する措置も同じです。

病気はいつも社会の側に原因があり、社会を変えることが最も重要な対策であるにもかかわらず、それを行わずにウイルスを叩(たた)きのめそうとしてきました。それでは、この闘いに勝利することはできません。しかも、ワクチン禍や薬害を増やすだけです。鳥インフルエンザとの闘いも養鶏の在り方を変えていくことが大事です。

Q10 遺伝子組み換え食品って何ですか？

遺伝子組み換え食品が増えていますが、どんなものですか？　また、GMOという言葉を使うこともありますが、何を意味しているのでしょうか？

遺伝子組み換えとは？

遺伝子とは、生命を最も基本で支配している情報のことです。主な役割は二つで、一つは蛋白質をつくり、生命活動の基本を支配しています。もう一つは、複製（ふくせい）を通して、遺伝や細胞分裂を支配しています。

遺伝子は、ＤＮＡという化学物質からできていますが、単なる物質ではありません。生命のもっとも基本にあって活動している単位です。化学物質であることから操作が容易ですが、遺伝子を操作することは、生命を操作することになります。そのギャップが安易な生命操作をもたらしてきました。

遺伝子組み換えとは、種の壁を越えて異なる生物の遺伝子を導入し、生物を遺伝的に改造する方法です。遺伝子は、生命の最も基本的な単位であり、その遺伝子を操作すれば、生命活動の根本を変えることができます。

しかし、種の壁を越えることは、自然界の秩序に反することであり、簡単には

GM作物の作付け面積推移

1996年　170万ha	2002年　5870万ha
1997年　1100万ha	2003年　6770万ha
1998年　2780万ha	2004年　8100万ha
1999年　3900万ha	2005年　9000万ha
2000年　4300万ha	2006年　1億0200万ha
2001年　5260万ha	

（参考・日本の国土の広さは、3780万ヘクタール）
出典　ISAAA（国際アグリバイオ技術事業団）より、以下同様

できないことでした。それを科学者が可能にして、産業界が利用し始めたのです。種の壁を越えて遺伝子を入れれば、それまで自然界にはなかった新しい生物を作り出すことができます。

遺伝子組み換え作物とは、遺伝子組み換え技術を用いて、他の生物種の遺伝子を導入して、品種の改良を行い開発された作物のことです。魚のヒラメがもつ血液を凍らせない遺伝子を作物に導入すれば、寒さに強い作物ができる可能性があります。マングローブ林を形成する植物の塩に強い遺伝子を入れれば、耐塩性の作物ができる可能性があります。

このように画期的な作物ができる可能性がある反面、遺伝子組み換えが成功した時から、食品としての安全性や、生態系への影響が懸念されていました。というのは、それまで自然界になかった生物を、食卓や生態系に持ち込むことになるからです。

例えば、これまで自然界にはなかった新しい生物を誕生させるため、生命体が複雑に入り組んで作り上げている生態系に、異変を引き起こす可能性があります。これまで食卓には登場したことがない、食経験のない、安全性に疑問のある、新しい食品をつくり出すことになります。

GMOとは?

「遺伝子組み換え」のことをよく「GM」と略します。Genetically Modified の頭

GM作物の国別作付け面積　2006年

米国	5460万ha（54%）
アルゼンチン	1800万ha（18%）
ブラジル	1150万ha（11%）
カナダ	610万ha（6%）
インド	380万ha（4%）
中国	350万ha（3%）
パラグアイ	200万ha（2%）
南アフリカ	140万ha（1%）
ウルグアイ	40万ha
フィリピン	20万ha
オーストラリア	20万ha
その他	30万ha
計	1億0200万ha

GM作物の作物別作付け面積

2006年

大豆	5860万ha（57%）
トウモロコシ	2520万ha（25%）
綿	1340万ha（13%）
ナタネ	480万ha（5%）
その他	わずか
計	1億0200万ha

文字をとったもので、遺伝子を改造したことを意味します。また「遺伝子組み換え生物」のことをよく「ＧＭＯ」と略します。Genetically Modified Organism の頭文字をとったものです。Ｏは生物や有機体のことです。欧米ではこのＧＭＯという言葉が頻繁(ひんぱん)に出てきます。ここでも、ＧＭあるいはＧＭＯという言い方をします。

現在、作物だけでなく、魚や家畜での遺伝子組み換え技術を用いた改造が進められています。遺伝子組み換え食品の分野も拡大をつづけています。しかしまだ、遺伝子組み換え技術が作り出している作物の「性質」は、ほぼ除草剤耐性と殺虫性の二種類に限定されています。

前者は、ラウンドアップやバスタといった特定の除草剤に抵抗力をもたらした作物です。これらの除草剤は、植物をすべて根こそぎ枯らすため、それに対して耐性をもたらす作物を造ると作物以外の雑草をすべて枯らすことができ、省力効果が大きいとされてきました。後者の殺虫性では、作物自体に殺虫能力をもたせることで、これも省力効果が大きいとされてきました。Ｂｔ菌という殺虫毒素をもつ細菌から殺虫毒素を作る遺伝子を取り出し作物に導入したものですから、よくＢｔコーンなどという言い方をします。米国ではこの作物自体、農薬登録がされています。

ＧＭ作物・食品には、これまでにも多数の問題点が報告されています。栽培当初から、生態系への影響が問題になっていました。栽培面積が拡大するのに伴って、影響の範囲は拡大し、人体への影響や食品の安全性への影響も指摘されるようになりました（下表）。

GM作物の性質別作付け面積

2006年

除草剤耐性	6990万ha（69％）
殺虫性	1900万ha（19％）
除草剤耐性＋殺虫性	1310万ha（13％）
その他	わずか
計	1億0200万ha

Q11 遺伝子組み換え作物は、どのくらい日本に入っているのですか？

日本は食料自給率が低く、外国への依存度が高い国ですが、日本の消費者は、遺伝子組み換え食品をどのくらい食べているのでしょうか？

日々たくさんのGM食品が食卓に

現在、私たちの食卓に登場している遺伝子組み換え（GM）作物は、大豆、ナタネ、トウモロコシ、綿実の四作物です。

日本は、世界で最も穀物を輸入している国です。しかもGM作物の栽培国である米国・カナダ・オーストラリアへの依存度が高いため、最もGM作物を輸入している国になっています。そのため、日本の消費者が、世界で最もGM食品を食べているといっても過言ではありません。

私たちの食卓には、どの程度、GM食品が出回っているでしょうか。現在流通しているトウモロコシ、大豆、ナタネ、綿の四作物は、いずれも大半が食用油か家畜の飼料となっています。その他には、その油を使ったマヨネーズやマーガリン、あるいは醤油やコーンスターチなど加工度の高い食品になっています。加工度の低い豆腐や納豆、味噌などには表示義務があるため、遺伝子組み換えでない大豆が用いられています。現在、表示義務のある食品で遺伝子組み換え大豆を用いた食品は市販されていません（下表）。

私たちの食卓に入ってくるこれらの作物は、トウモロコシ、大豆は主に米国から、ナタネは主にカナダから、綿実は主にオーストラリアから入ってきています。米国農務省が二〇〇七年六月二九日に発表した報告によると、全米での栽培面積中のGM品種の割合が、二〇〇七年の推測値でトウモロコシが七三％、大豆が九一％です。また、カナダのナタネでのGM品種の割合は、八〇％を超えています。オーストラリアの綿実でのGM品種の割合は、九〇％を超えています。大豆の自給率は約五％ですが、残りの三作物はほとんど日本で作られていないため、それぞれの国での作付け割合が、ほとんどそのまま日本の食卓に登場する割合になっています。日本人が世界で最もGM食品を食べている現実が浮かび上がってきます。

食料自給を放棄（ほうき）した結果が、この数字になりました。しかし、多くの消費者には、それほど食べているという実感がありません。それは食品表示がないからです。

今後、輸入が始まりそうな作物

この四作物以外では、ジャガイモ、テンサイ、トマト、アルファルファが承認されています。その内、トマトは、キリンビールが申請を取り下げたため、現在は承認作物にはいっていません。このトマトは、かつて米国や英国で流通していましたが、消費者の評判が悪く栽培打ち切りになりました。

現在出回っている遺伝子組み換え（GM）食品

ナタネ	食用油、油製品など（油の絞り滓は肥料）
ダイズ	食用油、油製品、醤油など（油の絞り滓は飼料）
トウモロコシ	食用油、油製品、コーンスターチなど（大半を飼料として輸入）
ワタ	食用油、油製品、素麺など（油の絞り滓は飼料）
アルファルファ	生食用もやし（2006年に栽培、飼料用途）
ジャガイモ	フライドポテト、ポテト菓子など（2002年から作付けされず）
テンサイ	砂糖（大半を飼料として輸入、2008年から栽培）
トマト	生食用（かつて英米で流通、現在は中止）

ジャガイモは、以前は日本でも流通していましたが、二〇〇二年から米国・カナダでの栽培が打ち切られ、流通しなくなりました。これも消費者の評判が悪く、マクドナルドがフライドポテトなどで用いるジャガイモを非GM品種に切り換えたからです。

ハワイではずっと、パパイヤが栽培されており、日本ではまだ未承認ですが、時々輸入してきた非GM品種の中に混じっているのが見つかり、処分されてきました。このパパイヤは審議中で（二〇〇八年一月現在）、輸入承認は間近だと見られています。

二〇〇六年から米国で、新たにアルファルファの栽培が始まりました。まもなく日本に入ってくる可能性が出てきました。このアルファルファは、大半が家畜の飼料として用いられますが、健康ブームに乗って、生食の「もやし」として食べる人が増えています。

しかし、ここにきてこのGMアルファルファをめぐる状況に変化が起きました。二〇〇七年三月一二日、米国カリフォルニア州の連邦地方裁判所が、このモンサント社の除草剤耐性（RR）アルファルファが環境影響評価を正しく行っていないとして、同アルファルファの栽培差止め命令を出したのです。それを受けて農務省APHIS（動植物検疫局）は同アルファルファをふたたび栽培規制の対象としたことから、種子販売が停止されました。環境影響評価が正しく行われたことが確認された後、この規制は解除されることになりますが、同社への不信は高まっており、

日本の食卓に出回る組み換え作物の割合

	2005年の作付け割合（1）	日本の輸入の割合（2005年）	日本の自給率（2006年）	食卓に出回る割合
トウモロコシ（米国）	73％	米国から約94.1％	0.0％	68.7％
大豆（米国）	91％	米国から約74.8％	5.2％	64.5％
ナタネ（カナダ）	82％	カナダから約81.5％	0.0％	66.8％
綿実（オーストラリア）	97％	豪州から約93.9％	0.0％	91.1％

（1）全作付け面積の中の遺伝子組み換えの割合、トウモロコシと大豆は2007年予測
出典）米農務省、農水省などより計算

農務省のずさんな審査の実態も浮き彫りにされた形となりました。
もう一つの作物が、テンサイです。テンサイは砂糖の原料ですが、最大の市場であるヨーロッパがGM食品に批判的であるため、北米で栽培ができない状態がつづいてきました。しかしここにきて、二〇〇八年に米国北部のミネソタ州、ノースダコタ州にまたがるレッド・リバー・ヴァレーで栽培されることが確実になってきました。栽培を予定しているのはアメリカン・クリスタル・シュガー社で、同社社長が明言したものです。テンサイはバイオエタノールの原料としても期待されており、この間のバイオ燃料ブームが引き金になったものと思われます。このテンサイは、日本でも食品として承認されており、栽培されると輸入される可能性があります。

環境影響評価
環境アセスメントともいいます。開発事業を行う際に、それが周辺地域の環境にどのような影響を与えるか事前に調査し、予測および評価を公表して、住民や行政の意見を聞き、十分な環境保護対策を実施することです。本来、評価が正しく行われれば、環境は守れるはずですが、実際は開発を優先して正しく評価せず、住民の声を聞かず、事業開始後に良好な環境が失われることが多くなっています。

Q12 どのような食品が遺伝子組み換え食品ですか？

遺伝子組み換え作物は、大豆やジャガイモの他にも、多数の食材や食品添加物になっていると聞きますが、どんなものがあるのですか。

もっとも多いのは食用油

現在出回っている遺伝子組み換え（ＧＭ）作物は、大豆、ナタネ、トウモロコシ、綿の四種類ですが、これらの作物を原料としてつくられるのがＧＭ食品です。主に食用油に使われていますが、その他にも醤油などさまざまな食品や食品添加物になっています。

食用油をつくった際に出る絞り滓は、飼料や肥料に用いられています。トウモロコシは大半が飼料用として輸入されていますから、もっとも食べているのは、家畜ということになります。

米国やカナダでは、私たちのように豆腐や納豆、味噌、醤油などの大豆食品を日常的に食べていませんから、ほとんどすべてが家畜の飼料か食用油になっており、消費者はＧＭ食品を食べているという実感がないのが現実です。

米ニュージャージー州にある州立ラトガーズ大学の食料政策研究所は、二〇〇五年一月三一日、GM食品に関するアンケート調査結果「米国人とGM食品知識・意見・興味、二〇〇四」を発表しました。

米国では、一九九六年からGM作物がさまざまな原料となって食品に入り込み始め、日常的に多量摂取(せっしゅ)している現実があります。にもかかわらず、そのことを知らない人が、実に多いことが同調査で判明しました。また、GM技術の基礎知識に関しても質問しています。そこでもほとんどの人が、知識を持っていない実態(じったい)が浮き彫りされました(下表)。

知らずに食べているGM食品

日本では、さまざまな食品や原料になっています。主にどんな食品や原料になっているかというと、大豆は、食用油、マヨネーズやマーガリンなどの油製品、醤油、各種食材や食品添加物になっています。油の絞り滓は、飼料や醤油の原料に用いられています。GM食品表示制度ができてから、表示義務のある豆腐や納豆、おからといった食品は、非GM原料が用いられるケースが多く、表示義務がない食用油や醤油などの食品に、GM作物が回されている現実があります。

ナタネは、食用油、マヨネーズやマーガリンなどの油製品、各種食品添加物になっています。油の絞り滓は主に肥料に用いられていますが、飼料に使われることもあります。

トウモロコシは、大半が飼料として輸入されます。食品としては食用油、マヨ

ラトガーズ大学食料政策研究所のアンケート調査結果

GM食品が市販されていることを知っている人	48%
GM食品を日常的に食べていることを知っている人	31%
市販されていないGMトマトが流通していると思っている人	79%
動物の遺伝子は植物に導入できないと思っている人	70%
普通のトマトには遺伝子が無いと思っている人	60%
ナマズの遺伝子を組み込んだトマトは魚の味がすると思う人	58%

(Rutgers University FPI 2005/01/31)

ネーズやマーガリンなどの油製品、各種食品添加物、コーンスナック菓子になっています。また、コーンスターチから作られる糖類などは、各種食材や食品添加物になっています。油の絞り滓は、飼料に用いられています。

綿実は、主に食用油、油製品になっています。綿実油は、例えばそーめんに使われるなど、食用として幅広く用いられています。油の絞り滓は、飼料に用いられています。

このように多数の食品に用いられ、私たちは日常的に口にしているにもかかわらず、大半の消費者がGM食品を食べている実感をもっていません。それは食用油や油製品を始め、表示義務のない食品があまりにも多く、表示義務のある食品が、日頃食べる食品では、豆腐、納豆、味噌くらいでほとんどないため、大半の消費者が知らずに食べているのが現実です。

Q13 遺伝子組み換え作物・食品では、どのような問題点が指摘されていますか？

どんどん遺伝子組み換え作物や食品が作られ、遺伝子組み換え作物や食品には不安を持ちますが、どのような問題点が指摘されているのでしょうか。

農薬の使用量が増大する

遺伝子組み換え（ＧＭ）作物の作付け面積が増えるに従って、生態系に影響が広がっています。食卓に出てくる食品に混入する割合も増えており、私たちの食事の安全性も脅かされています。ここでは、人体に対する影響や食品の安全性にかかわる点に絞ってまとめてみます。

まず第一に、農薬使用量が増えています。

全米科学アカデミー元農業部門委員長で、現在はアイダホ州の科学環境政策センターに所属する、チャールス・ベンブルックは二〇〇四年初めに、ＧＭ作物は最初の三年間は農薬減少をもたらしたが、その後は増えつづけ、二〇〇一年には非ＧＭ作物よりも五・〇％、二〇〇二年には七・九％、二〇〇三年には一一・五％も多く使われていることを明らかにしました。除草剤耐性大豆での除草剤使用量増大が大きな要因だと指摘しています。ＧＭ作物は農薬使用量を減らすことができるというバイテク企業の主張を裏切る結果となりました。

英国の雑誌『エコロジスト』二〇〇二年一〇月号にアルゼンチンの状況が掲載(けいさい)されました。同国でGM大豆の作付けが進み、収量が減少し、農薬の使用量が増え、農家の経営が圧迫され、環境への影響が深刻化し、食品の安全性が脅かされていることが報告されています。また、現地の市民団体が農薬の散布が住宅街にも広がり、健康障害が広がっている、と訴えています。

二〇〇二年、アルゼンチン・コルドバ州の人口五〇〇〇人の町イトゥザインゴ・アネクソにおいて、除草剤の影響と思われる白血病や皮膚の潰瘍(かいよう)、内出血や遺伝障害などが多く発生し、緊急事態宣言が発せられました。「イトゥザインゴの母親たち」の依頼で科学者が行った調査結果を受け、自治体当局が住民避難勧告を出しましたが、それでも住民はその地にとどまらざるを得ませんでした。生物多様性研究センターなどが二〇〇六年一月にサンタフェ州で行った調査によると、全国平均の一〇倍の肝臓ガン、三倍に達する胃ガン、精巣ガンが見つかっています（インタープレス・サービス、二〇〇六年一一月一七日）。

第二に、有機農作物をつくることができない地域が広がっています。花粉が飛んで来てGM作物ができると、有機農作物として認証されないからです。

また、除草剤耐性作物では、除草剤に強い遺伝子が花粉とともに広がり、除草剤が効かないスーパー雑草が拡大し、殺虫性作物では、殺虫毒素で死なない耐性害虫が増えています。このことが有機農業に脅威(きょうい)を与えているだけでなく、農薬の使

バイテク企業

バイオテクノロジーを研究したり、応用したりしている企業のことです。主に医薬品・医療、農業・食品分野で拡大しています。技術を基盤としていることから、知的所有権を支配しているところが強い力を持っています。

用量増大をもたらしているのです。

食の安全にも疑問が

第三に、GM食品自体に発癌性が疑われています。スコットランドの組織病理学者スタンレー・エーウィンが、GM食品には発癌性がある、と警告を発しました。プロモーターとして用いられているカリフラワー・モザイク・ウイルスの遺伝子が肺ガンや大腸ガンのリスクを高めるとしており、GM作物の試験栽培畑周辺住民の健康モニタリングを行うよう呼びかけています。同畑周辺は、地下水や食物が遺伝子組み換え由来の素材によって汚染されている可能性があり、ガンを悪化させる危険性があるからです。同博士の警告はスコットランド議会にも提出されました。

第四に、除草剤耐性作物に用いる除草剤バスタやラウンドアップの危険性が指摘されています。

岐阜大学医学部講師の中里博泰歯科医師は、長野県松本市で開かれていた日本薬品情報学会で、永久歯が足りない子どもが急増しており、その原因が除草剤に使われるグリホサート（ラウンドアップの主成分）が有力だという報告を発表しました。同医師の医院では、年間約一二〇〇人の子どもを受診していますが、三年ほど前から永久歯が一〜二本足りない子どもが増え年間八五人（七％）に達し、従来の先天性形状異変（〇・一％）を大きく上回りました。後天的な要因が影響しており、主な原因がグリホサートだと推測しました。グリホサートはGM作物の増大とともに

プロモーター
九四頁下欄参照

カリフラワー・モザイク・ウイルス
カリフラワーにモザイク病を引き起こすウイルスのことです。モザイク病とは、花や葉に白や黄色のモザイク状の斑ができたり、縮れたり、成長が悪くなるなどをもたらす、ウイルスが引き起こす病気のことです。このウイルスがもつ強力なプロモーターが、植物バイオテクノロジーに応用されてきました。

残留基準が緩和され、食卓に登場するGM作物の増大によって摂取量が急増しています。

また東京都神経科学総合研究所の黒田洋一郎は、化学物質が子どもの脳に及ぼす影響について触れた論文の中で、帝京大学の藤井とも子が一〇年前に行った動物実験を紹介しています。それによると、GM作物に用いる除草剤バスタの主成分「グルホシネート」を投与されたラットが、噛みつくなど攻撃性を持つことが示されました。また母親に投与した子ラットも、尾を傷つけるなど異常な行動を示しました。さらに高用量を母親に投与すると、通常はかみ合わない雌の子ラットも凶暴になり、互いにかみ合いを始め、ついには片方が殺されるものまで出たといいます。グルホシネートは除草剤「バスタ」の主成分ですが、黒田は「ラウンドアップ」の主成分のグリホサートも類似の構造をしていると指摘しています(『科学』二〇〇四年八月号)。(下表)

第五に、花粉によってアレルギー性疾患に似た症状が出ています。

フィリピン・ミンダナオ島で、殺虫性トウモロコシを栽培している農場の近くに住む農家の人々が発熱、呼吸器疾患、皮膚障害などで苦しみ始めました。最初は感染症かと思われましたが、村から出て行くと回復するため、環境要因で起きたものと推定され、調査が進められました。

作付けされているトウモロコシはモンサント社のBtコーンで、依頼を受けて調査したノルウェー遺伝子・環境研究所のウイルス学者テルジェ・トラービック博

帝京大学(藤井とも子)が行った動物実験(黒田論文より)

グリホシネートの投与量	ラットへの影響
10～50mg/kg体重	かみつきが増すなど興奮しやすくなった
3～5mg/kg体重(母親に投与)	子ラットが興奮しやすくなり、尾を傷つけるなどの異常行動をとる。
50mg/kg体重(母親に投与)	雌子ラットも凶暴に、噛み合い始め殺し合うまでに

『科学』(岩波書店)2004年8月号より

士は、二月二三日に見解を発表しました。それによるとミンダナオ島農家の病気は、このＢｔコーンが引き起こした可能性が高く、三九人を検査したところ、三種類の抗体で異常増殖が見られました。反応が花粉の飛散時期と重なり、抗体がいずれもＢｔコーンにかかわることが分かりました。また、論文等まとまった形ではなく、見解の発表にとどまっていますが、『ガーディアン』紙（二〇〇四年二月二七日）など多くのメディアに掲載されました。

第六に、動物実験で異常が報告されています。

この実験は、バイテク企業からの依頼によるもので、カナダ・オンタリオ州のグエルフ大学で実施されました。二八〇羽の雄鶏を一四〇羽ずつＧＭ飼料投与群と対照群に分けました。用いたトウモロコシは、バイエル・クロップサイエンス社が開発した「Ｔ二五」です。このＧＭトウモロコシを鶏に摂取させる実験で、四二日間の飼育で死亡率が二倍になり、成長もバラバラになるという結果が出ました。

ロシアの科学者で国立遺伝防衛協会代表のアレクサンダー・ブラーノフは、ＧＭ作物がロシア人の健康と農業の両方に危険であるとする警告を、二〇〇五年にプーチン大統領に提出しました。その中で、ベビーフードはＧＭ農作物使用を禁止すべきであり、有害でないことが立証されるまでＧＭ作物の栽培を認めるべきではないと提案しています。

また同じロシアの科学アカデミー高度神経活動・神経生理学研究所の生物学者イリーナ・エルマコーヴァが、ＧＭ食品がもたらす次世代への影響に関する動物実験を発表し、その中で、GM大豆を食べさせた実験群の子ラットで死亡率が高く、生存した子ラットも低体重児が多かったことが示されました。（下表）

さらにフランスで新たな見解が発表されました。モンサント社が開発、販売している殺虫性トウモロコシ「MON863」について、フランスのG・E・セラニーニなどの統計専門家によって、リスクの再評価が発表され、問題点が指摘されたのです（Archives of Environmental Contamination and Toxicology）。この「MON863」は、根切り虫対策に効果があるとされていますが、環境への影響が大きい点が問題になっていました。またこの作物に導入されたBt毒素遺伝子の「Cry3Bb1」にも疑問が出されていました。このGMトウモロコシに関して、ドイツの裁判所が情報公開を命じたことから、同社が行ったラットを用いた動物実験の詳細が明るみに出ました。モンサント社は問題ないとしていたのですが、セラニーニらが生データを再評価したところ、体重では雄が低下、雌が増加していました。この性差は性ホルモンに影響したのではないか、とセラニーニらは指摘しています。またラットの肝臓と腎臓、骨髄細胞にも悪影響が見られました。

GM大豆を与えた際の次世代への影響
イリーナ・エルマコーヴァによる動物実験・子ラットの死亡率

	与えた飼料			
	通常の飼料	在来の大豆	GM大豆蛋白	GM大豆
生まれた子ラット数	74	50	33	64
死亡した子ラット数（3週間以内）	6	5	5	33
死亡率（3週間以内）	8.1%	10%	15%	51.6%

Irina Ermakova（Institute of Higher nervous Activity and Neurophysiology, Russian Academy of Science）

Q14 遺伝子組み換え食品は表示されているのですか？

日本では遺伝子組み換え大豆を用いた食品は、どのように表示されているのでしょうか？　それらしきものがわずかしか見当たりませんが、なぜでしょうか？

ほとんどの食品が表示の対象外に

一九九六年から遺伝子組み換え（GM）作物の輸入が始まりました。最初は表示がありませんでした。しかし、日本中で消費者の署名運動が広がり、自治体議会で表示を求める陳情（ちんじょう）や請願（せいがん）が相次いで採択（さいたく）された結果、まず農水省が動き、二〇〇一年四月から、JAS（日本農林規格）法による、GM食品の表示が始まりました。その後、厚生労働省もやっと表示の検討に入り、二〇〇二年四月から食品衛生法による表示が加わり、現在は、両省による食品表示制度となっています。

現在、出回っているGM作物は、大豆、ナタネ、トウモロコシ、綿の四作物で、二〇〇一年まではジャガイモがつくられていましたが、現在は出回っていません。その他ではテンサイ、アルファルファが承認されていますが、これらもまだ出回っていません。

本来、承認されているこれらの作物の場合、生食用はもちろん、食材として用いられている加工食品もすべて表示の対象にすべきです。しかし、現状では、豆腐や納豆、おから、味噌、ポップコーンなど、極めて限られた食品しか表示義務はありません。最近、菜種（なたね）の蜜を用いたハチミツから組み込まれた遺伝子が検出されていますが、このような食品も対象外になっています。

大半を表示の対象からはずした理由は、GM食品か否かを検証できない場合は、表示する必要がないという説明です。こうして食品をつくる過程で遺伝子や蛋白質のほとんどが壊されてしまう食用油や醤油が表示の対象外になってしまいました。厚労省の安全審査の担当者は、GM食品の安全性に関しても、「食用油や醤油は遺伝子や蛋白質が分解されるので問題ない」という言い方をよくしてきました。確かにほとんどは分解されますが、分解しきれなかったものが不純物（ふじゅんぶつ）として存在しており、アレルギーを引き起こすに十分な量があることも事実です。

さらに表示の対象からアルコール飲料が抜けています。これは酒税の関係で、財務省（旧大蔵省）が管轄（かんかつ）しており、農水省・厚生労働省両省の管轄外だからです。このように、きわめて限定された範囲での表示です。

分かり難い「表示なし」

GM食品表示の分かりにくさの代表格が「表示なし」という表記で、幾通りも意味が出てしまう点です。豆腐など表示義務のある食品には「遺伝子組み換えでない（あるいは遺伝子組み換え大豆不使用）」という表示が目立ちます。中には「表示なし」

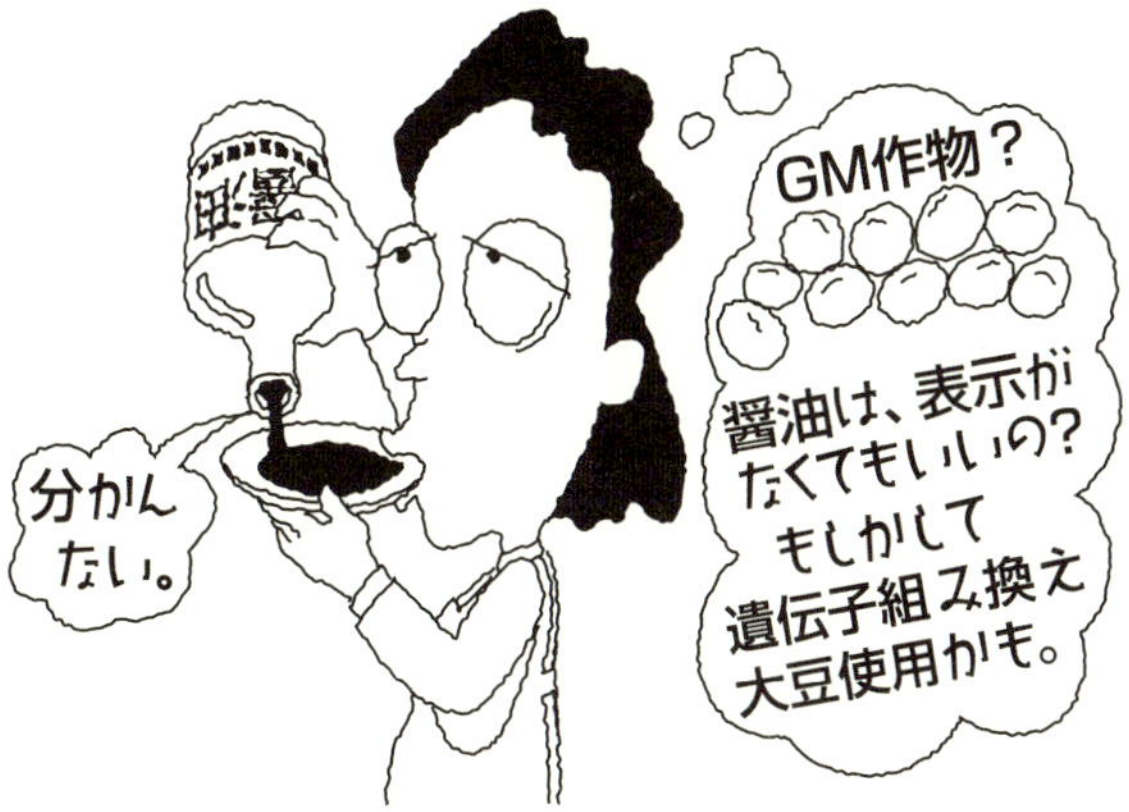
GM作物？
醤油は、表示がなくてもいいの？もしかして遺伝子組み換え大豆使用かも。
分かんない。

があり、消費者に混乱を与えています。その他にも、「遺伝子組み換え（あるいは遺伝子組み換え大豆使用）」「遺伝子組み換え不分別（あるいは遺伝子組み換え大豆不分別）」という表示の仕方があるはずですが、現在ではそれらを使った商品はスーパーなどの店頭には並んでいません。

なお「不分別」とは、日本に出荷する際に、GM作物と非GM作物を混ぜるため、事実上ほとんどの食品が「不分別」となるため、苦肉の策として登場した表示です。ヨーロッパでは、「あいまい表示」として採用が却下されました。事実上、「遺伝子組み換え」と同じです。

表示義務のある豆腐や味噌のような食品の場合は、「表示なし」は、「遺伝子組み換え大豆不使用」と同じ意味になります。というのは、「遺伝子組み換え（あるいは遺伝子組み換え大豆使用）」「遺伝子組み換え不分別（あるいは遺伝子組み換え大豆不分別）」は義務表示であるのに対して、「遺伝子組み換えでない（あるいは遺伝子組み換え大豆不使用）」は任意表示であり、つけても、つけなくてもよいからです。

ところが食用油や油製品などの表示義務のない食品は、最初から「表示なし」です。市民団体の「遺伝子組み換え食品いらない！キャンペーン」などが行った調査では、大手メーカーがつくっているすべての食用油は、原料に大豆・ナタネ・トウモロコシ・綿実を用いていれば、すべて「遺伝子組み換え不分別」です。ということは、大手メーカーのすべての食用油は遺伝子組み換え（GM）原料が使われていることになります。ところが表示はありません。

豆腐の表示例

品名	木綿豆腐
原材料名	大豆(遺伝子組み換えでない)、凝固剤(塩化マグネシウム)、消泡剤
内容量	400グラム
消費期限	ＸＸ年ＸＸ月ＸＸ日
保存方法	要冷蔵(3～10度C)
製造者	ＸＸ豆腐社 ＸＸ県ＸＸ市ＸＸ町Ｘ－Ｘ－Ｘ

（遺伝子組み換えでない、と表示されていなくても不使用を意味する）

ということは、表示義務がある食品（例えば豆腐）では「表示なし」は不使用を意味し、表示義務がない食品油では「表示なし」は使用を意味します。消費者は表示義務のある食品をすべて知っていないと選べないことになります。以前、厚生労働省と農水省の表示担当者に「表示義務のある食品をすべていってみて下さい」といったところ、いえませんでした。最も知っていなければいけない担当者でさえ言えないのですから、消費者が覚えている訳がありません。なぜメーカーも堂々と「使用」あるいは「不使用」と表示できないのでしょうか。

表示と実態の乖離（かいり）

農水省や消費者団体などが行っている、現在流通している遺伝子組み換え食品での表示の実態調査では、「遺伝子組み換えでない（あるいは遺伝子組み換え大豆不使用）」という表示はありますが、「遺伝子組み換え」「遺伝子組み換え不分別」といった表示は皆無（かいむ）です。農水省が表示制度スタート直後の二〇〇一年四月に行った、表示義務のある食品五六六一点の調査では、「遺伝子組み換え」〇点、「遺伝子組み換え不分別」〇点、「遺伝子組み換えでない」三二三八点（五七％）、表示なしが二四二三点（四三％）でした。この場合、表示なしは「遺伝子組み換えでない」と同じであることは、すでに述べた通りです。この傾向はいまも変わりません。

このように食品表示上は、日本ではＧＭ食品が流通していないことになります。しかし、すでに述べたように、日本人は世界で最もＧＭ食品を食べているのです。

GM作物は、基本的に食用油、マーガリン、マヨネーズなどの油製品、醤油など表示義務のない食品に回され、表示義務のある豆腐などには非GM原材料が使われているのです。

GM食品表示日欧の差

この日本の表示を、ヨーロッパの表示と比べてみましょう。日本では、大半の食品に表示義務がなく、食用油や醤油などが表示の対象外になっています。それに対して、EUでは全食品に表示しなくてはいけません。日本の表示では、上位3品目(重量比5%以上)といったたくさん使われている原材料だけの表示です。それに対してEUは、わずかな原材料も表示しなくてはいけません。また、日本では五%まで混入を認め「遺伝子組み換えでない」あるいは「遺伝子組み換え大豆不使用」という表示が可能ですが、EUでは〇・九%以上混入していれば、GMOと表示しなくてはいけません。

さらに日本では、レストランなど外食産業での表示は設定されていませんが、EUでは外食産業も対象で、メニューに表示しなくてはいけません。また、日本では飼料や種子への表示が義務づけられていませんが、EUでは表示しなければいけません。

さらに表示の分かりやすさという点でも日本の表示は問題です。日本では、表示義務のある食品のみに「使用」「不分別」「不使用」「表示なし」の四通りの表示があります。不分別は、ＥＵではあいまい表示だとして否定されたものです。表示なしは不使用のみに用いられますが、表示義務のない食品に表示がないため分かりにくくなっています。ＥＵではＧＭ原材料を用いれば「ＧＭＯ」ですし、表示なしはＧＭ原材料不使用です。

ＥＵの表示は消費者のためのものですが、日本の表示は業界に配慮（はいりょ）したものです。その差が出たといえます（下表）。

遺伝子組み換え食品の表示制度・日欧の比較

１、表示の対象食品
　日本　食用油や醤油など大半の食品が表示の対象外
　ＥＵ　全食品表示
２、表示の対象で原材料・上位品目に限定の扱い
　日本　上位３品目（重量比５％以上）のみ、少量の原材料は表示不要
　ＥＵ　限定なし、わずかしか使われていない原材料も表示
３、混入率をどこまで認めるか
　日本　５％まで混入を認め「遺伝子組み換えでない」と表示可能
　ＥＵ　0.9％以上の混入で表示
４、レストランでの表示は
　日本　設定されていない
　ＥＵ　外食産業も対象、メニューに表示
５、飼料や種子の表示は
　日本　設定されていない
　ＥＵ　表示の対象
６、表示の分かりやすさ
　日本　表示義務食品のみで「使用」「不分別」「不使用」「表示なし」の4通り
　ＥＵ　すべての食品で「ＧＭＯ」か表示なし（表示なしは不使用）

Q15 豆腐や納豆、味噌の「遺伝子組み換え大豆不使用」は、本当ですか？

スーパーの店頭では、「不使用」の表示しか見当たりません。最近、偽装表示が増えていますが、遺伝子組み換え食品の表示は大丈夫でしょうか？

混入が当たり前に

現在、「遺伝子組み換え大豆不使用」と表示できるのは、九五％以上、遺伝子組み換え（ＧＭ）大豆が使用されていないケースです。逆にいうと、五％までは混入が認められています。

二〇〇二年六月二一日、厚生労働省によって、食品中のＧＭ作物混入の実態調査が報告されました。それによると、大豆製品、トウモロコシ製品ともに、ＧＭ作物が高い割合で混入していました。この調査は、表示義務の対象となっている食品だけで、大豆が四七商品、トウモロコシが二六商品、計七三の加工食品でした。すべてがＧＭ大豆不使用表示か、表示のない商品だけでした。国産か、中国のようにＧＭ大豆をつくっていない国から輸入したものか、米国産の場合でも、非ＧＭ大豆だけを分離して輸入した原料を使っていることになります。

分析の結果は、ＧＭ原料が検出された食品が、大豆が一三商品、トウモロコシが一〇商品、計二三の加工食品でした。二〇〇二年の時点でのこの調査では、三割強の混入でした。この割合が増えつづけています。

二〇〇四年八月四日、国民生活センターが「遺伝子組み換え大豆不使用」表示の豆腐を分析したところ、二九商品中一八商品といいますから六割強からGM大豆の遺伝子が検出されました。二〇〇六年、今度は農水省が、豆腐、油揚げ、納豆、豆乳、味噌などの表示義務のある食品の分析結果を発表しました。その結果、豆腐・油揚げの場合、一四三商品中一一一商品（一商品が検査不能）で、GM大豆が検出されました。全体でも、三〇〇商品を検査し、検査不能の三六商品を除く二六四商品中、一七五商品からGM大豆が検出されました。実に六六％という高い割合でした。

兵庫県立生活科学研究所が、二〇〇六年一一月から二〇〇七年二月にかけてスーパーなどから豆腐三五銘柄をそれぞれ三点ずつ購入し検査したところ二〇銘柄が陽性でした。そのうち三点とも陽性だった一一銘柄について定量検査を行ったところ、七銘柄が検出限界以下だったものの、四銘柄から〇・一～一・七％検出されました。五％まで混入を認めている日本の表示制度では許容される数値ですが、〇・九％までしか混入を認めていないEUの制度では「遺伝子組み換え大豆使用」と表示しなければならないものもあったことになります。

以上の結果は、作付けの段階、流通の段階で交雑・混入がかなり進行しており、想像以上に深刻であることを物語っています。とくにGM大豆の栽培が広がっている米国でつくられた大豆を用いた場合、非GM大豆を用いても少量の混入は当たり

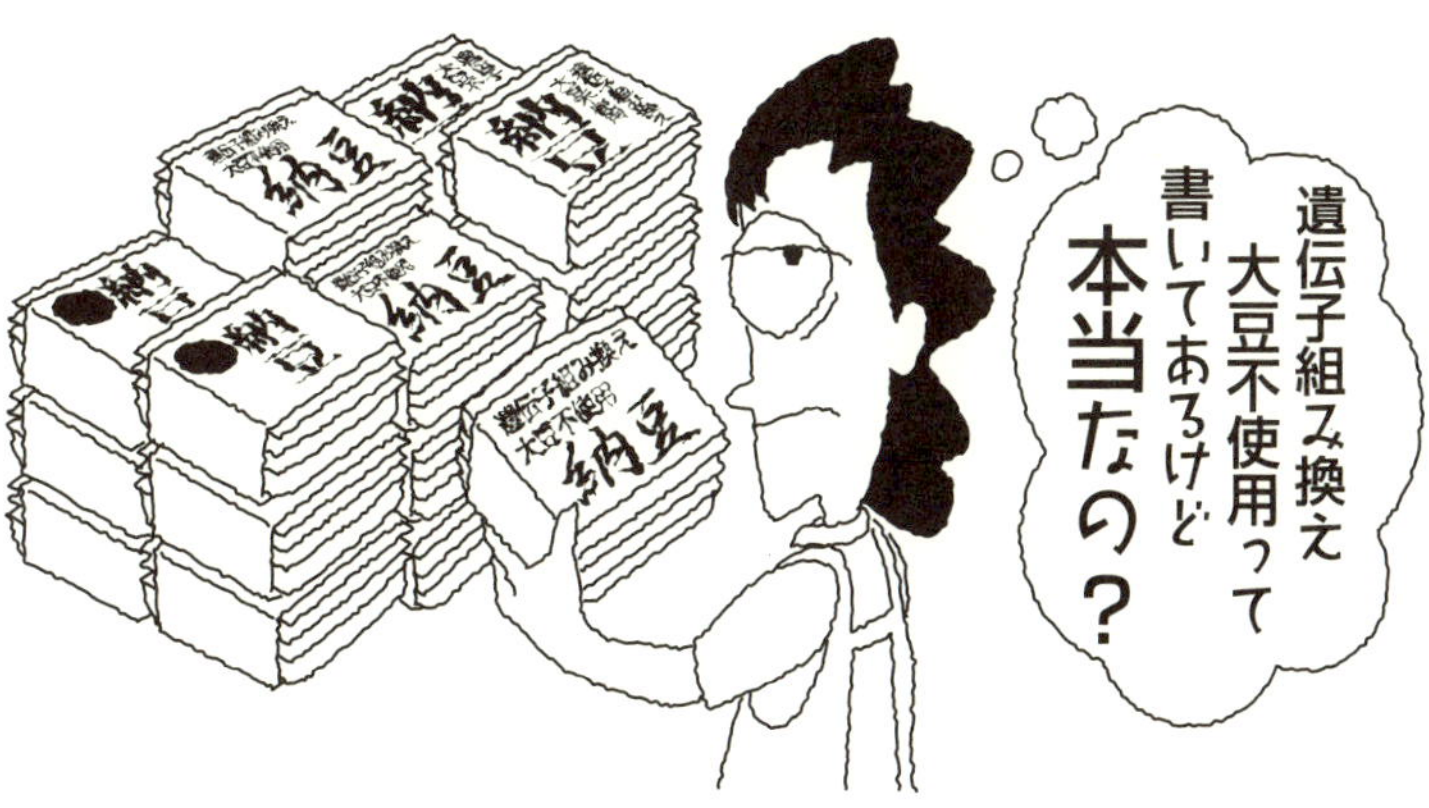
遺伝子組み換え
大豆不使用って
書いてあるけど
本当なの？

前になっています。

それにしても五%という数字は余りにも甘すぎます。消費者は「不使用」の表示を見れば、〇%と見てしまうのが現実です。実態は、「不使用」表示でも多量の遺伝子組み換え原料が入っているのです。少なくとも、欧州並みに〇・九%まで引き下げる必要があります。

少量の原材料・添加物は表示しなくてもよい

このGM食品表示制度には、もう一つ大きな問題点があります。それが「上位三品目」「重量比で五%以上」のものだけ表示すればよい、という規定です。現在の食品表示では、原材料名は重量比が多い順番に並んで表示されています。GM食品の表示は、対象が主原料のみで、「上位三品目」「重量比で五%以上」という規定が設けられ、それ以下のものに関しては、表示しなくてもよいのです。

加工食品は多種類の原材料や食品添加物でできています。使用量の多い順番に表示されていますが、最初の三つ目までの表示でよく、たとえ二番目、三番目でも、もし重量比が五%に達しなければ、表示しなくてよいことになります。

そうすると次のような問題が起きます。味噌ラーメンで、原材料での味噌の使用量が四番目にきたとします。すると、その味噌にGM大豆を使用していても表示の必要がなくなります。本来、味噌は表示義務のある食品です。そのため遺伝子組み換え大豆を用いていれば「遺伝子組み換え大豆使用」と表示しなければなりませ

豆腐等検査の結果

農水省「大豆加工食品表示等に関する調査結果」(2006年)

	分析件数	陽性	陰性	分析不能
豆腐・油揚げ	143	111	31	1
ゆば	14	7	7	0
納豆	57	27	14	16
豆乳類	27	14	13	0
味噌	59	16	24	19
計	300	175	89	36

ん。しかし、加工食品で四番目にきた場合は、表示しなくてもよいのです。

このように日本のＧＭ食品表示は、矛盾のあるものです。それは食料輸入を優先し、輸出国米国に配慮したからです。消費者にとって分かりやすく選びやすいものに変えていく必要があります。

Q16 遺伝子組み換え作物を飼料として用いた家畜製品や食品添加物の表示は？

遺伝子組み換え作物を飼料として用いて育てた家畜の肉、卵、牛乳、乳製品の表示はどうなっているのでしょうか？　食品添加物の表示は？

家畜製品の場合

遺伝子組み換え（GM）作物は、大半が家畜の飼料になっています。とくに多いのがトウモロコシで、米国から輸入されたGMトウモロコシの大半が飼料として用いられています。また、大豆油をつくった後の絞り滓（しぼりかす）も大半が飼料になっています。ナタネも絞り滓が一部飼料になっています。綿実（めんじつ）も油の絞り滓が飼料に用いられています。このようにGM作物を最も食べているのは家畜です。その家畜からできる食品もたくさんあります。肉、卵、牛乳、乳製品などですが、それらはすべて表示の対象外になっています。

その家畜の肉、卵、牛乳、乳製品を食品とすることは、直接、GM食品を食べるわけではありませんが、影響は未知数（みちすう）です。このような間接的影響についての研究は、スターリンク事件が起きた際に簡単な調査が行われたくらいで、ほとんど行われてこなかったことが、問題といえます。

スターリンク事件
欧州のバイテク企業アベンティス社（現在のバイエル・クロップサイエンス社）が引き起こした、未承認

抗生物質耐性菌の増大も、GM作物に用いられる抗生物質耐性遺伝子の影響があると思われます。病院にいった際に抗生物質が効かず、治療方法がないというケースが増えていますが、GM作物が飼料として使用する量が増大しつづけていることと関係がありそうです。

そのように見ていくと、家畜製品の表示も必要であることが分かります。EUでは、この家畜製品の表示問題が最大の争点になりました。欧州議会の採決で、わずか数票差で否決されました。これからも大きな争点になっていくことは必至です。

キモシンのような遺伝子組み換え食品添加物の場合

現在、遺伝子組み換え（GM）技術を用いてつくられた食品添加物は、キモシン、アルファアミラーゼ、リボフラビン、プルラナーゼ、リパーゼ、グルコアミラーゼの六種類が承認されています。

キモシンは、ナチュラルチーズをつくる際に用いる牛乳を固まらせる酵素です。アルファアミラーゼ、プルラナーゼ、グルコアミラーゼは、デンプン糖の製造に用いる酵素で、コーンスターチなどと一緒に用いてブドウ糖などの糖類をつくります。リパーゼは、脂質を加水分解する酵素です。リボフラビンはビタミンB_1でパンなどに栄養添加剤として用いたりします（七九頁表）。

これらのGM食品添加物は、「遺伝子組み換え体利用」という方法でつくります。それは組み換え体を利用しているが、組み換え体そのものは食べないということで

遺伝子組み換えトウモロコシ不法流通事件のことです。二〇〇〇年四月、日本の市民団体「遺伝子組み換え食品いらない！キャンペーン」が最初に発見しました。アレルギーを引き起こす可能性が高いなど、有害性があると指摘されたため、米国で飼料として認可された以外、世界中で認可したところはありませんでした。その後、世界各国の食品から、数年にわたって検出されました。

す。作物の場合は、組み換え体そのものを食べますから、その点に違いがあります。組み換え体利用による生産は、現在はほとんどが微生物に生産させています。将来的には、牛などの家畜、蚕などの昆虫、稲などの植物につくらせる研究も活発です。

例えば、GM技術を用いたキモシンの場合は、キモシンをつくる遺伝子を大腸菌に入れ、その大腸菌を培養（ばいよう）して遺伝子のコピーを増やしていき、遺伝子がつくり出すキモシンを量産させます。最終的には大腸菌をすりつぶしてキモシンを抽出（ちゅうしゅつ）します。

この抽出の際に、いくら精製度を上げても必ず不純物が残ります。微生物由来の成分がキモシンの中に残ることになります。もしその不純物に問題があれば、食品の安全が問題になってきます。

有害な不純物が製品中に残った結果起きた事件があります。米国で一九八八年から八九年にかけて起きた食品公害事件、トリプトファン事件です。GM技術を用いて生産した健康食品の中に残っていた不純物が原因で、六〇〇〇人の被害者が発生、少なくとも三八人が死亡しました。

組み換え体利用でつくった食品添加物は、組み換え体そのものを摂取（せっしゅ）するわけではありませんが、安全性ではかえって深刻な問題を引き起こす可能性があります。消費者が選べるようにすべきであり、表示は必要です。しかし、現在の制度では、これも表示の対象になっていません。

トリプトファン事件

一九八八年から八九年にかけて、遺伝子組み換え技術を用いて生産した健康食品・トリプトファン製品によって米国を中心に多数の死者・病人が出た事件のことです。製造工程で作られた複数の不純物によって好酸球増多・筋肉痛症候群が起き、米国では数千人の被害者が発生しました。

遺伝子組み換え食品添加物

対象品目	名称	性質	申請者／開発者等		官報掲載日(年.月.日)
α-アミラーゼ	TS-25	生産性向上	ノボザイムズジャパン株式会社	Novozymes A/S（デンマーク）	2001.3.30
	BSG-アミラーゼ	生産性向上	ノボザイムズジャパン株式会社	Novozymes A/S（デンマーク）	2001.3.30
	TMG-アミラーゼ	生産性向上	ノボザイムズジャパン株式会社	Novozymes A/S（デンマーク）	2001.3.30
	SP961	生産性向上	ノボザイムズジャパン株式会社	Novozymes A/S（デンマーク）	2002.2.21
	LE399	生産性向上	ノボザイムズジャパン株式会社	Novozymes A/S（デンマーク）	2005.10.31
	SPEZYME FRED™	耐熱性向上	ジェネンコア協和株式会社	Genencor International, Inc.（米国）	2007.4.12
キモシン	マキシレン	生産性向上	株式会社ロビン	DSM（オランダ）	2001.3.30
	カイマックス	キモシン生産性	株式会社野澤組	CHR. HANSEN A/S（デンマーク）	2003.6.30
プルラナーゼ	Optimax	生産性向上	ジェネンコア・インターナショナル・ジャパン・リミテッド日本支社	Genencor International, Inc.（米国）	2001.3.30
	SP962	生産性向上	ノボザイムズジャパン株式会社	Novozymes A/S（デンマーク）	2001.2.21
リパーゼ	SP388	生産性向上	ノボザイムズジャパン株式会社	Novozymes A/S（デンマーク）	2001.3.30
	NOVO-ZYM677	生産性向上	ノボザイムズジャパン株式会社	Novozymes A/S（デンマーク）	2003.6.30
リボフラビン	リボフラビン（ビタミンB_2）	生産性向上	ロシュ・ビタミン・ジャパン株式会社	F. Hoffmann-La Roche（スイス）	2001.3.30
グルコアミラーゼ	AMG-E	生産性向上	ノボザイムズジャパン株式会社	Novozymes A/S（デンマーク）	2002.7.8

遺伝子組み換え（GM）作物・食品関連年表

1995年	WTO（世界貿易機関）設立、農産物の国際流通圧力強まる
	米国で日持ちトマト販売（初めて販売されたGM食品）
1996年	米国・カナダでGM作物の本格的栽培始まる
	日本で食品の安全性評価指針つくられ、輸入始まる（表示なし、9月～）
1997年	日本で1000を超える自治体が表示を求める決議
2000年	日本でスターリンク事件起きる（5月飼料、10月食品から検出）
	生物多様性条約・カルタヘナ議定書採択される（1月）
2001年	GM食品表示始まる（農水省JAS法、大豆・コーン加工食品のみ、4月）
	食品の安全審査が指針から法律に（食品衛生法、4月）
	未承認遺伝子組み換えジャガイモ混入事件（オーザックなど、5～7月）
2002年	モンサント社、愛知県のGM稲開発中止（12月）
	米国・カナダでGMジャガイモ作付け中止
	南部アフリカ諸国、GM作物混入を理由に食料援助拒否
	日本のGM食品表示、厚労省・食品衛生法も加わる（4月、ポテト加工食品も加わる）
2003年	日本でカルタヘナ議定書国内法成立、初のGM生物規制法（5月）
	日本でのGM食品安全審査、厚労省から食品安全委員会へ（7月）
	コーデックス委バイテク特別部会終わる（3月）総会でGM食品の安全審査の国際基準採択される（7月）
2004年	EUで新しいGM食品・飼料の表示制度始まる（4月）
	モンサント社、遺伝子組み換え小麦の開発中止を声明（5月）
2005年	市民によるナタネ自生全国調査始まる（3月）
	北海道で自治体として初めてのGM作物栽培規制条例公布（3月）
	新潟県で初めてGM作物栽培試験差止め訴訟（6月）
	コーデックス委バイテク特別部会再開、GM動物食品へ拡大（9月）
2006年	GMOフリーゾーン運動全国交流会（3月）
	世界反GMOデーで初めて世界同時行動（4月）
	バイオ燃料ブームで世界的に食料価格高騰（下半期）
2007年	米国でバイオ燃料ブームでGM作物作付け面積拡大
	オーストラリア各州がGMモラトリアム継続か中止で揺れる

Q17 クローン牛とはどんな牛ですか?

クローン技術とはどんな技術ですか? まったく同じ個体をつくりだすのでしょうか? また、どんな種類があるのですか?

クローン技術とは?

クローンとは、ギリシャ語で小枝を意味します。もともとは植物が受精を通さないで、挿(さ)し木などで増えることを指す言葉でした。いまは主に、家畜などの動物で遺伝的に同じ生命体をつくることを指すようになりました。

微生物でも、遺伝子を組み換えた大腸菌などを培養して大量に増やすことを、クローニングといいます。植物や微生物ではクローン技術はさほど難しくないのですが、動物では難しい技術です。

動物のクローン技術には、大きく分けて、遺伝的に同じ兄弟姉妹をたくさん作り出す技術と、遺伝的に同じ親子をたくさん作り出す技術があります。前者には卵(らん)割(かつ)(割球)クローンや受精卵クローンがあります。後者には体細胞クローンがあります。日本では優良牛の大量生産が目的で開発が進められてきました。クローン技術は、受精の仕組みに人間が介入して、操作する技術です。

受精卵が細胞分裂を起こすことを卵割といいます。その卵割した細胞を切り離し別々に発生させていきます。すると遺伝的に同じ生命体が複数誕生します。それを卵割（割球）クローンといい、遺伝的に同じ兄弟姉妹を誕生させるのに用いられた最初の方法です。受精卵が細胞分裂を行った時に、その細胞をバラバラにする方法です。動物を用いたクローンは、この卵割クローンから始まりました。受精卵が一回細胞分裂した二細胞期で行えば、一卵生双生児を誕生させることができます。二回分裂した四細胞期で行い、すべて成功すれば四つ子を誕生させることができます。これらは単に、受精卵が分裂したものをバラバラにするだけです。

受精卵クローンとは？

卵割クローンは、あまり効率のよい作り方ではありません。そこで、次に登場したのが、受精卵クローンです。受精卵をバラバラにして、除核した卵子の中に入れると、多数の遺伝的に同じ兄弟あるいは姉妹を誕生させることができます。受精卵クローン牛はすでに市場に出回っています。

もう少し詳しく説明しましょう。受精卵クローンは、受精卵が一六個から六四個まで細胞分裂したときに、その分割した細胞をすべてバラバラにし、それぞれの細胞から核を取り出し、その核を卵子の核を取り除いたものの中に入れて、代理母に出産させます。この方法を用いると、うまくいくと一度に遺伝的にまったく同じ優良牛を数十頭誕生させることができるのです。

しかし、核だけを取り出すと、遺伝子が傷つきやすかったり、成績も上がりませんでした。その後、バラバラにした受精卵を細胞ごといれる移植に変わりました。受精卵クローンは、これによって、誕生する頭数が増えるなど、成績が向上しました。

受精卵クローンには、移植する（ドナー）細胞と、受け入れる（レシピエント）細胞が必要です。ドナー細胞には、受精卵が分裂した胚細胞のひとつひとつ（割球）をバラバラにして用いています。レシピエント細胞には、卵子が用いられています。いずれにしろ生殖細胞が用いられています。（下図）

クローン動物づくりは、現在、この受精卵クローンの他に体細胞クローンが行われています。この体細胞クローン技術は、生殖の仕組みの中に生殖細胞だけでなく、体細胞も用いられています

受精卵クローン

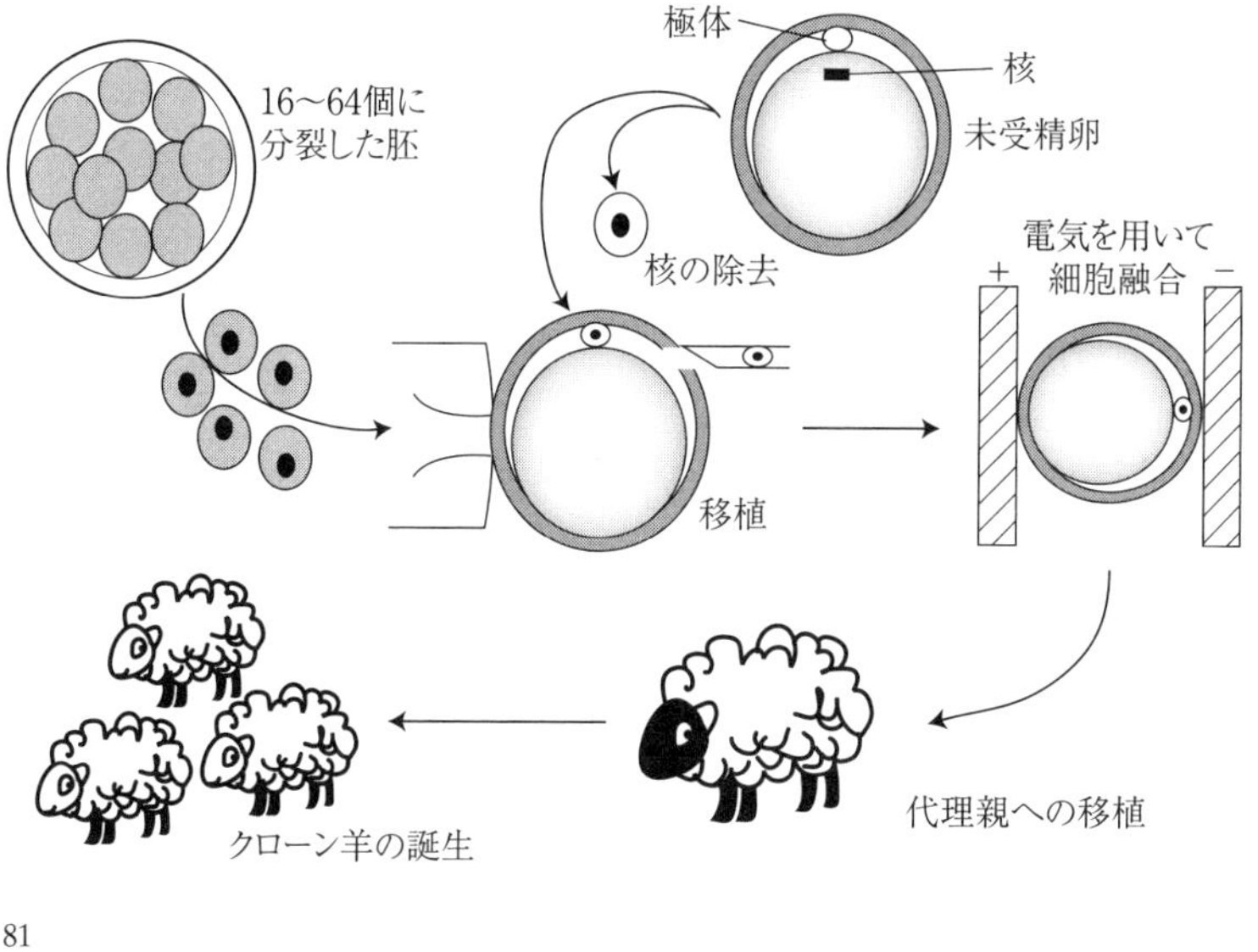

Q18 体細胞クローンとは何ですか?

体細胞クローン羊が誕生したときに大騒ぎになりましたが、その体細胞クローンとは何ですか? また、どうして大騒ぎになったのですか?

体細胞クローン羊の誕生

体細胞とは、皮膚や骨、臓器など、体を構成する細胞で、生殖細胞以外の細胞のことです。その体細胞を用いて、その体細胞と遺伝的に同じ生命体をつくりだすのが、体細胞クローン技術です。

体細胞クローン技術は、受精卵クローン技術に比べてはるかに難しく、長い間不可能だと思われていました。初めて誕生した際、そのニュースは世界中を駆け巡りました。それが体細胞クローン羊「ドリー」の誕生で、一九九六年七月五日午後五時のことでした。英国エジンバラ近郊にあるロスリン研究所のイアン・ウィルムットとキース・キャンベルの手によって、体重六〇六キロのクローン羊を誕生させたのです。

このクローン羊づくりに用いられた細胞は、六歳まで成長したヒツジの乳腺の細胞でした。その乳腺細胞を試験管内で何世代も培養しつづけていました。ということは細胞を提供したヒツジは、赤ちゃんをつくり始める前にすでに死んでいたことになります。親は乳腺だけを残して死に、自分と瓜（うり）二つの赤ちゃんの誕生を知ることもなかったのです。

メスの羊の乳腺の細胞を、核を取り除いた卵子に入れ、受精卵のような「クローン胚」をつくり上げ、それを代理母にあたる他の羊の子宮に移植し誕生させました。ドリーには三頭の母羊がいます。体細胞を提供した母羊、卵子を提供した母羊、そして出産した母羊です。

体細胞クローン技術とは？

なぜ体細胞クローン技術は難しいかというと、体細胞には、生物の個体全体をつくり上げる遺伝子がすべて働いている「全能性（ぜんのうせい）」がないからです。生殖細胞を用いると比較的容易なのは、その「全能性」があるからです。

細胞分裂が進み、臓器や組織などさまざまな部分に分化が進むと、ほとんどの遺伝情報が休止した状態になっていきます。心臓を作る細胞で、肺を作る情報が働いていると都合が悪いからです。耳の形をつくるときに、鼻の形をつくる遺伝子が働いていては、形になりません。そのため、次々と遺伝子の働きが止められるようになっています。その止める役割を果たしているのが、ＤＮＡをつつんでいる蛋白質です。

このように分化の過程で、体細胞からは生物の個体全体をつくり上げる能力が

細胞周期

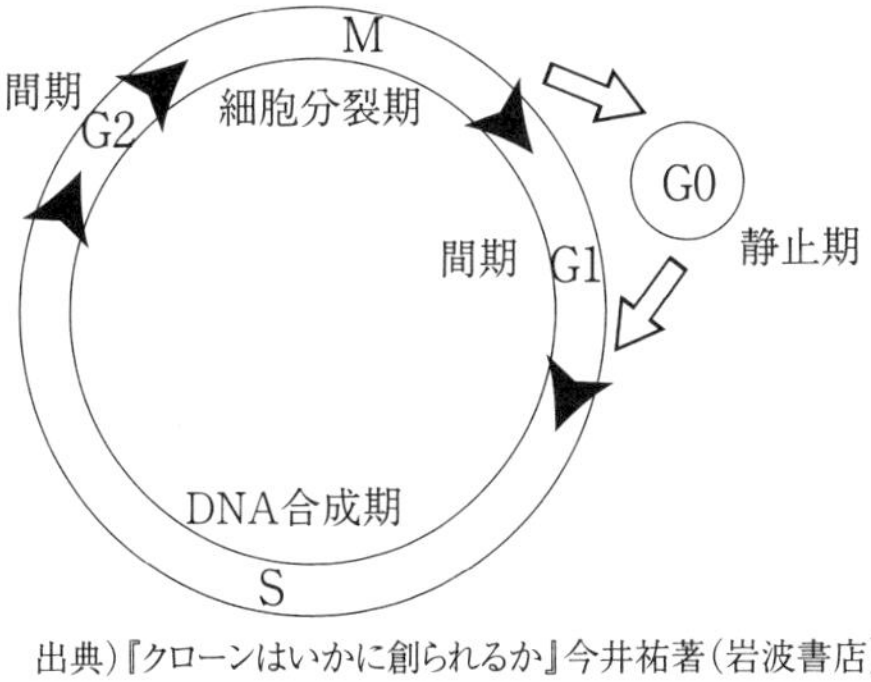

出典）『クローンはいかに創られるか』今井祐著（岩波書店）

徐々に失われていきます。そのため体細胞を用いてクローン動物をつくるとなると、その「全能性」を持たせなければなりません。その全能性を取り戻すためには、受精卵と同じ状態にまで戻す「初期化」を行わなければなりません。

それをもたらしたものが、血清飢餓状態（けっせいきがじょうたい）での培養でした。この方法が、初期化に成功するキーポイントだったのです。細胞を培養する際には、さまざまな栄養分と一緒に血清を加えます。血清には、細胞の増殖因子があるため、細胞分裂を刺激するからです。その血清濃度を通常の一〇％から〇・五％まで下げると、細胞は分裂を停止します。これを血清飢餓状態と呼んでいます。

細胞は、四つの段階を繰り返して増えていきます。細胞分裂期→間期（G1）→DNA合成期→間期（G2）→細胞分裂期→、という周期をとっています。この周期から外れて休止している状態を静止期（G0）といいます。血清飢餓状態にすると、この静止期（G0）になります。細胞は分裂を行う際に、DNAをつつんでいる蛋白質の配列が組み直されます。血清飢餓状態にすると、静止期（G0）に入り、蛋白質の配列が組み直された際に、初期化もできたのです。

その結果、体細胞の提供者と遺伝的に同じ生物を誕生させることが可能になったのです。（下図）

体細胞クローン

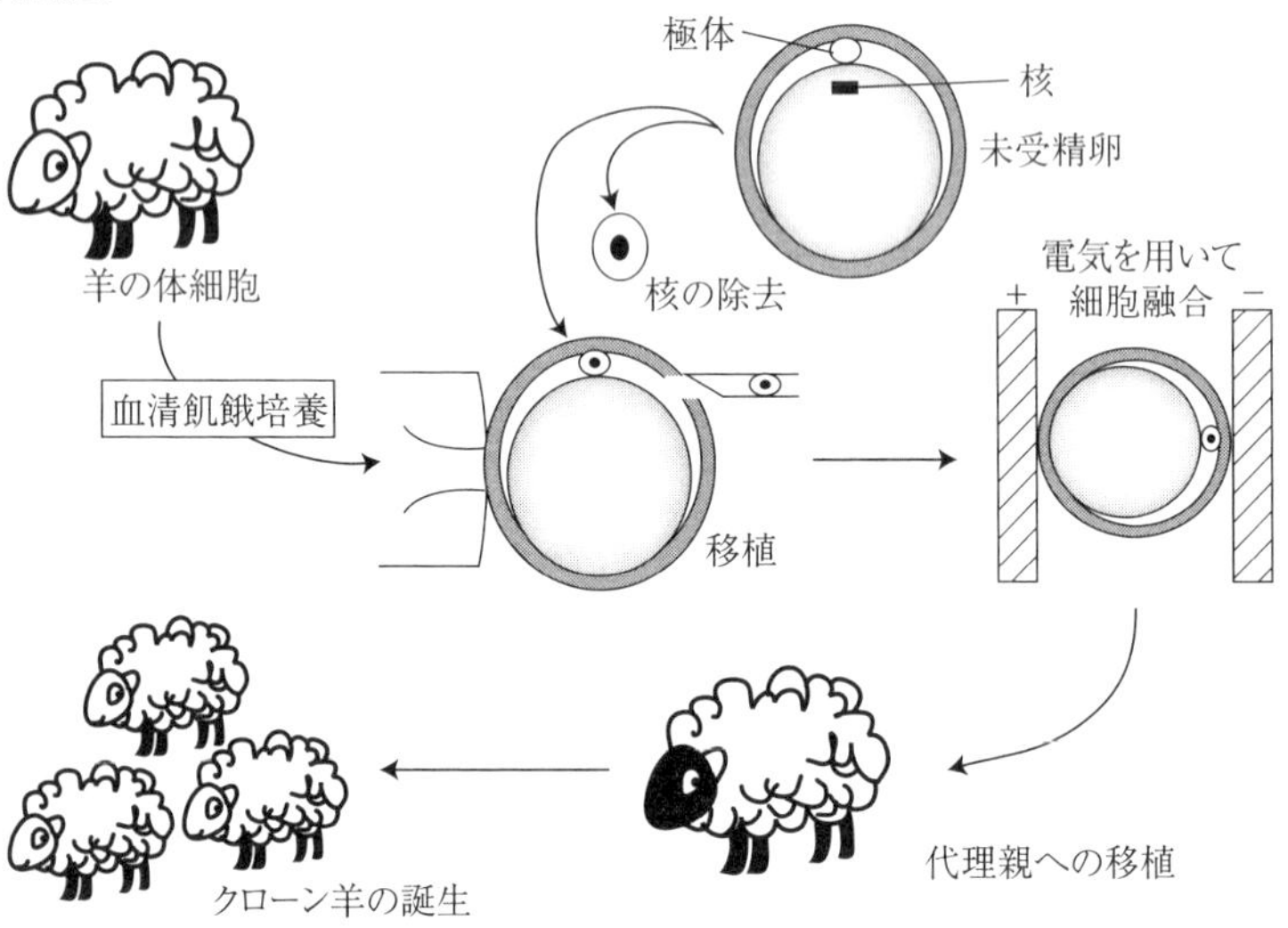

Q19 体細胞クローン牛にはどのような問題点があるのですか？

体細胞クローン技術は、自然の摂理に反して遺伝的に同じ親子を作り出すため異常が多く、ほとんどまともに生まれないといわれますが、本当ですか?。

体細胞クローン動物づくりの目的は？

良質の家畜の量産は、生殖操作(せいしょくそうさ)から始まりました。例えば、肉が高く売れる牛とか、乳量の多い牛などを優良牛といいます。その優良牛などを量産するための技術です。精子を注入する人工授精、精子を凍結(とうけつ)・保存する精子銀行、いったん体内で受精させてから受精卵を取り出し移し換える受精卵移植、試験管内で受精させる体外受精など、さまざまな生殖操作の技術が開発されました。

さらに良質の家畜を増やすために開発されたのがクローン技術です。すでに述べたように、最初は卵割クローンから始まり、次に受精卵クローンが行われました。この受精卵クローンは、生殖操作の延長上にあり、高く売れる家畜を大量に生産するために開発されてきました。

それに対して体細胞クローンは、遺伝子組み換え動物の量産が目的で開発されてきました。遺伝子組み換え動物とは、他の生物種の遺伝子を導入することで、従来その動物がもっていなかった性質を持たせた動物を指します。この遺伝子組み換え動物は、成功率が低い上に、増やそうと思っても、次の世代では、ほとんどの場合、せっかく導入した遺伝子が脱落して、普通の動物に戻ってしまいます。

体細胞を用いたクローン技術では、体細胞を提供した「親」と遺伝的にまったく同じ動物ができるため、遺伝子が脱落することがありません。遺伝子組み換え動物を増やすにはもってこいなのです。

ドリー誕生発表から五カ月たった九七年七月二四日、ドリーを誕生させたウィルムットとキャンベルは、羊の胎仔の皮膚細胞を培養した上で、そこに人間の遺伝子を導入して核を取り除いた未受精卵に導入し、クローン羊を誕生させました。「ポリー」と名づけられた、人間の遺伝子をもった羊の誕生です。

死産が多い、異常が多い

農水省は、「家畜クローン研究の現状」を定期的に発表しています。二〇〇七年九月末時点での発表で、体細胞クローン牛は五三五頭誕生していますが、そのうち死産が七七頭、生後直後の死亡九〇頭、病死等一二六頭で、研究機関で育成・試験中はわずか八六頭にすぎません。惨憺たる状況です。その原因はわかっていません(下表)。

それ以前の問題として、一頭の牛が誕生するまでに、無数の「体細胞クローン胚」をつくり出さなければなりません。それでも苦労して出産までこぎ着けられる

「家畜クローン研究の現状」(農水省)

2007年9月末時点

体細胞クローン牛	535頭誕生
死産	77頭
生後直後の死亡	90頭
病死	128頭
事故死	8頭
廃用	11頭
試験屠殺	135頭
研究機関で育成・試験中	86頭

ケースはごくまれです。しかも、やっと誕生させたと思ったら、死産・出産直後の死亡が多く、病気で早く死ぬケースが多いのです。

異常のひとつの象徴が、出産時の重すぎる体重です。体細胞クローン牛は、赤ちゃんにしては巨体で生まれるケースが一定の割合あります。鹿児島県肉用牛改良研究所で誕生した二例目の牛の場合は、通常の実に二倍近い体重で生まれています。この体重の重さが、母胎にも影響し、子牛にも影響します。母牛が死亡するケースが出ています。もちろん、当のクローン牛自体にも、なんらかの影響がある、と見られています。

初期化の過程で、本当に全能性を獲得したのかどうかに関しても、疑問がもたれています。遺伝子がすべて働かず、一部の遺伝子が働かないため、例えば誕生時に呼吸の準備が整わないなどの現象が起きて、それが死亡率の高さに結びついているとも考えられています。

原因が分からない異常の巣窟

米国ボストンにあるホワイトヘッド生物医学研究所・ゲノム研究センターのルドルフ・イエーニッシュらは、二〇〇二年、全米科学アカデミーの会報で報告していますが、それによると、体細胞クローン・マウスの約一万個の遺伝子を調査したが、胎盤では二五個の遺伝子の内一個の割合で異常がみられました。肝臓でも、それほどではないにしても、遺伝子で異常がみられました。同博士は、「クローン動物の異常が多いのは、こうした遺伝子の発現の異常の結果かもしれない」と述べています。

　年齢の問題も指摘されています。ドリーの場合、六歳の細胞を用いており、細胞の年齢自体はすでに老齢に達しています。初期化しても、染色体の年齢は六歳であり、寿命が短いことが分かりました。そのため、誕生したばかりといえども、老化が進んでいるぶん、病気やガンなどにもなりやすくなります。

　クローン動物は、すべての遺伝子を細胞提供の動物から受け継いでいるわけではありません。ミトコンドリアは細胞にあって、エネルギーの源といわれているところですが、そこにも遺伝子はあります。このミトコンドリア遺伝子は母親から受け継がれていきます。そのため核の遺伝子は、体細胞を提供した親牛から、ミトコンドリアの遺伝子は卵子を提供した親牛からのものであり、全遺伝子を引き継いだ、まったくのコピー動物ではありません。そのミトコンドリアの遺伝子が働くため、核の遺伝子との間に軋轢（あつれき）が生じ、成長を妨げる恐れがあります。

　また、母体の中で育つ時に、母体内の環境との関連も問題になっています。二〇〇三年一月二三日にＡＰ通信が伝えたクローン猫は、同じ遺伝子を受け継ぎながら、毛の色が大きく違っていました。親は典型的な三毛猫（みけねこ）なのに、子は白地に灰色が混じっていました。母体の中で大きくなる時に影響を受けたのだと考えられています。

　母体への影響も問題になっています。英国学士院のクローン・ワーキング・グ

ゲノム
　遺伝子の総体のことをいいます。人間の場合は、父親と母親から一組ずつ染色体を受け継いでいますが、その一組の染色体にあるＤＮＡ全体のことをいいます。現在、ゲノム解析がさまざまな生物で行われていますが、その過程で人間の遺伝子の数が二万強であることが分かってきました。

ミトコンドリア
　細胞の中でエネルギーを作り出す場所です。独自のＤＮＡをもち自己増殖もします。もともと細菌だったものが、細胞の中に入り込んだという説もあります。

ループに属し、ほ乳動物初期胚発生学を専門とするリチャード・ガードナーは、クローン技術は母体が、絨毛上皮腫（じゅうもう）に罹患（りかん）する可能性があると指摘しています。原因はまだよく分かっていませんが、このガンは、栄養芽細胞膜という、子宮壁を取り込み胎盤に発展していく胚の部分から形成されていきますが、胎盤の成長をコントロールしている遺伝子がうまくいかないためにガンになりやすいと考えられています。

なぜこのように異常が多いのでしょうか。最近、「エピジェネティクス」と呼ばれる分野に注目が集まっています。エピジェネティクスとは、生物が受精卵から徐々にからだを形成していく過程で、遺伝子以外の要素の働きのことです。これまでは遺伝子の働きが基本だと思われていましたが、意外と遺伝子以外が重要な役割を発揮（はっき）していることが分かってきたのです。体細胞クローン動物で異常が多い主要な原因として、このエピジェネティクスに問題があるからだと考えられるようになりました。

いずれにしてもクローン牛が増えていけば、生物学的に弱かったり、病気になりやすい牛が増えていくことになります。

絨毛上皮腫（絨毛ガン）
木の枝のような毛のことを絨毛といいますが、胎盤にある胎児由来の母体に接する部分にある細胞も絨毛といいます。その絨毛がガン化したものをいい、ほとんどが妊娠後に発生します。

Q20 クローン牛を使った食品は安全ですか？

体細胞クローン動物の安全性は、確認されたのでしょうか？　また、その表示はどうなっているのでしょうか？　何となく怖い気もするのですが。

安全だと言う報告

クローン牛が、まもなく認可される可能性が強まっています。二〇〇〇年に農水省は、クローン牛は食べても安全、という報告を出しました。これは食品として認可するのを前提に行われた試験の報告です。どんなものかというと、同省の外郭団体である畜産生物科学安全研究所が行ったもので、血液性状の分析、牛乳と肉の成分分析、クローン牛の生産物をネズミに食べさせる等の実験を行いました。その結果、血液性状も、牛乳と肉の成分も、クローン牛と一般牛に変わりなかった、というのです。また、マウスを用い、体内に直接生乳や肉片を入れるアレルギーの試験、ラットを用いた牛乳と肉を食べさせる飼養試験、マウスを用いた牛乳と肉を食べさせる変異原性の試験で、いずれも一般牛と変わりはなかった、というものでした。そして「体細胞クローン牛と一般牛との間に生物学的有意差はなかった」と結論づけたのです。

変異原性

放射線や化学物質などが引き起こす、遺伝子に突然変異をもたらす毒性のことです。遺伝毒性ともいわれ、子孫に遺伝的影響が及ぶ可能性がある毒性です。変異原性試験は、発ガン物質のスクリーニング（選択）によく用いられます。

しかし、クローン牛の肉や乳製品は安全かといえば、分からないというのが、答えでしょう。農水省の実験は、実験を行った範囲で、クローン牛と通常の牛が同じ現象だった、ということを指摘したにすぎません。これによって安全性が確認されたわけではありません。安全だとも危ないともいえないのです。

その後、二〇〇三年には厚労省の研究班によって、やはり体細胞クローン牛は食品として安全という報告書が出ました。この報告で研究班は、確かに体細胞クローン牛は生後直後には問題が多いが、その時期をすぎれば一般の牛と変わらないというものです。

体細胞クローン動物は、これまで述べてきたように、さまざまな問題点を抱えています。それらの疑問点をそのままにして、畜産製品として消費者が食べることは、安全性で問題になってくるはずです。

消費者は納得しない

受精卵クローン牛はすでに牛肉となって市場に出ていますが、任意表示（にんいひょうじ）（東京都のみ）であるため、消費者はどれがクローン牛か判断して食べることができません。この受精卵クローン牛も、体細胞クローン牛同様の問題点を一部抱えています。すべての遺伝子を受精卵から受け継いでいるわけではなく、細胞質のミトコンドリアにある遺伝子は卵子から受け継がれており、核の遺伝子とは親が異なり、核と細胞質の遺伝子間の関係がまだ不明確です。

もしこの体細胞クローン牛を、受精卵クローン牛同様、表示なしで販売を認めるとなると、消費者に選択権はなく、まったく分からない状態で、多数の問題点を抱えた牛肉、牛乳、乳製品を食べることになります。

農水省や厚労省の見解は、「奇形魚」を食品に用いても問題ない、という結論に等しいといえます。遺伝子が傷つき骨などが曲がった「奇形魚」でも、各部位の成分は同じであり、食べた場合の消化状況も同じであり、ネズミに与えても影響が出なかったので問題ない、というのと同じです。

このような態度を「科学的」というのでしょうか。本当に科学的に安全だと立証したいならば、現在起きている体細胞クローン牛の惨澹たる状況の原因を示す必要があります。それを示さずに、「奇形魚」を食べても安全だ、といわれても消費者は誰も納得しないでしょう。

Q21 遺伝子組み換え食品は、作物だけでなく動物もあるって本当ですか?

遺伝子組み換え食品は、家畜や魚や昆虫などでも開発されているのですか? もし、されているとすると、まもなく市場に出る可能性がありますか?

さまざまな遺伝子組み換え動物が開発されている

これまで遺伝子組み換え食品というと、作物や、微生物につくらせる食品添加物だけでしたが、これから家畜や魚・昆虫にまで広がろうとしています。すでに多くの遺伝子組み換え動物が開発されています。近畿大学ではホウレン草の遺伝子を導入した豚がつくられています。ヘルシーな豚肉を供給するのが目的ということだそうです。米国では、三倍の大きさの鮭が開発され、市場化を待っています。この巨大サーモン以外に、耐冷性魚などもつくられています。観賞用の光る熱帯魚は、違法行為とはいえ、すでに日本の市場で出回ったことがあります。

昆虫もまた、害虫を遺伝子組み換え技術で不妊にして大量に放ち害虫を駆除する試みや、殺虫剤をまいても死なない殺虫剤耐性昆虫をつくり殺虫剤と併用できるようにする試みや、天敵昆虫を改造して天敵の範囲を拡大してさまざまな作物の害虫もやっつける試みなど、さまざまな開発が進んでいます。

遺伝子組み換え動物の開発は、一九八〇年代初めからスタート、最初はマウスで作られました。一九八二年に、米ワシントン大学のR・D・パルミッターらによって、ラットの成長ホルモンの遺伝子をもった巨大なマウス「スーパーマウス」が誕生しました。この実験の成果は、『ネイチャー』誌一九八二年一二月一六日号に掲載されました。

このスーパーマウスは、遺伝子組み換え技術によって姿形を変えた初めての動物でした。この巨大マウスづくりのポイントは、プロモーターにありました。プロモーターとは、遺伝子を起動させる遺伝子ですが、同時に、導入したラットの遺伝子を、マウスの遺伝子の影響を受けずに、独立して働かせるために用います。成長ホルモンは、通常、脳下垂体（のうかすいたい）から分泌（ぶんぴつ）され、わずかな量で細胞の活動をコントロールしています。しかし、それでは巨大マウスはできません。そこで肝臓で働くプロモーターを用いたのです。すると大きな臓器の肝臓では大量の成長ホルモンが分泌されます。その結果誕生したのが、巨大マウスでした。

この巨大マウスづくりは、他の生物にも応用可能で、巨大な魚や家畜を作り出すことができます。しかし、最初に作り出そうとしたスーパーカウ（巨大牛）づくりはものの見事に失敗しました。実に悲惨（ひさん）な障害をもった牛が誕生したのです。

それでも研究は止まりませんでした。その後、特定の遺伝子の働きを止めたノックアウトマウス、臓器移植用豚、医薬品を生産する山羊などが開発されました。そして最近では、巨大鮭やホウレン草豚など、さまざまな食品用の遺伝子組み換え

プロモーター

DNAに乗っている情報をmRNAに転写し、そのmRNAの情報に従ってアミノ酸がつながり、蛋白質がつくられていきます。そのDNAの情報をmRNAに転写する際に、その転写を作動させる役割を果たしている遺伝子のことです。

動物が登場し、その一部は、いまや遅しと市場化を待っています。

遺伝子組み換え動物づくりの基本

現在、遺伝子組み換え植物食品が出回っています。その植物と動物との違いは大きく、そもそも受精の仕組みが異なります。そのため遺伝子組み換え技術の方法も異なってきます。現在、植物では基本的に、雄しべや雌しべ、花粉や種子といった次世代を担う細胞ではなく、葉や茎などの細胞に遺伝子を導入し、培養して作り出しています。植物は挿し木で増えることでも分かるように、比較的容易に体細胞から遺伝子組み換え体を作り出すことができます。

しかし、動物となるとそうはいきません。基本的に受精卵に遺伝子を導入して遺伝子組み換えを行いますが、成功率が低いため効率を高める工夫がとられています。また、単純にひとつの技術を用いて遺伝子を組み換えることはできず、これまで開発されてきたさまざまなバイオテクノロジーを組み合わせて作り出されている点に特徴があります。

どんなバイオテクノロジーがあるかというと、例えば家畜の場合、Q19で述べたように、良質な牛などの量産には、生殖操作技術が用いられてきました。精子を注入する人工授精、精子を凍結・保存する精子銀行、その精子を分離して行う産み分け、卵子に穴を開けて受精させる顕微受精、いったん体内で受精させてから受精卵を取り出し移し換える受精卵移植、試験管内で受精させる体外受精、受精卵の凍結保存、代理出産等さまざまな生殖操作の技術が開発されました。さらには卵子や精子のもとになる卵母細胞・精母細胞を培養して用いる技術なども開発されました。これらすべての技術が、遺伝子組み換え家畜生産に用いられる可能性があり、必要不可欠なものもあります。

生殖操作技術のほかにも、異なった生物の細胞をくっつける細胞融合や、異なった生物の受精卵を混合して作り出すキメラ、遺伝的に同じ生物を量産するクローンなど、さまざまな技術が併用されます。

例えば、遺伝子組み換え動物を量産するのにはクローン技術が用いられます。その体細胞クローン技術に欠かせないのが細胞融合技術です。特定の遺伝子の働きを止めたノックアウトマウス作りにはキメラ技術が用いられます。さらには動物そのものを誕生させるために代理出産が行われます。

このようにさまざまなバイオテクノロジーが積み重ねられて遺伝子組み換え動物が誕生するのです。

キメラ技術

ギリシャ神話の怪獣で、ライオンの頭を持ち、山羊の体、蛇の尾をもつ「キマイラ」から名づけられた人工的な雑種の動物を作り出す技術のことです。異なる親の胚を混合すると、モザイク状に異なる形質が現れます。

Q22 どのようにして遺伝子組み換えを行うのですか？

動物でも遺伝子組み換えが行われているとすると、どのように行なわれるのでしょうか？　植物や細菌とはどのように違うのですか？

遺伝子組み換えの方法

遺伝子組み換え技術において、遺伝子を導入する細胞のことを宿主、その宿主に合わせて用いる遺伝子の運び屋のことをベクターといいます。この組み合わせが、遺伝子組み換え技術の基本となります。

現在、動物の遺伝子組み換えの方法は主に三種類です。一つは、直接遺伝子を導入するマイクロインジェクション法、二つ目はレトロウイルスなどウイルスをベクターに用いる方法、三つ目はES細胞（胚性幹細胞）を用いる方法です。植物で用いるアグロバクテリウム法やパーティクルガン法とは大きく異なります（次頁図）。その他に昆虫などでは、トランスポゾンという風変わりな遺伝子をベクターに用いることが多いのですが、これについてはQ26で見ていくことにしましょう。

植物との大きな違いは、受精卵などの生殖細胞を用いることです。そのためQ21で観たように、さまざまな生殖操作技術と組み合わせて行ないます。

再生医療

疾病や事故などで失ったり、機能が衰えたりした組織や臓器を再生することで、例えば、皮膚の細胞を培養して、火傷などで機能を失った皮膚と置き換えるなどの医療のことです。現在は、ES細胞を用い、組織や臓器などを作り出す開発が盛んです。さらには、体細胞クローン技術と組み合わせて、自分の細胞で自分の臓器を作り出し、拒絶反応が起きにくい移植用臓器づくりまで視野に入れて研究が進められています。

第一番目の方法が、マイクロインジェクション法ですが、この方法は、導入遺伝子を増やして直接受精卵に入れます（下図）。方法自体は、簡単ですが成功率が低く、魚のように大量に行ってもコストがかからないケースで活用されています。

二つ目の方法が、ウイルスをベクター（遺伝子の運び屋）として用いる方法で、ウイルスで最も使われているのが、レトロウイルスです。このウイルスはRNAウイルスで、自分で逆転写酵素を作り出しDNAを合成して、動物の細胞に感染した際に、動物のDNAの中に潜り込みます（一〇二頁参照）。この奇妙な振る舞いが、遺伝子組み換えに有効だとして用いられてきました。このウイルスの遺伝子に導入したい遺伝子をつなぎ、感染させます。すると動物のDNAの中に潜り込んでくれるからです。

ES細胞の登場

遺伝子組み換え動物づくりの世界を大きく変えたのが、ES細胞とよばれる、特別な細胞の誕生でした。これが三つ目の方法です。これは胚性幹細胞（Enbryonic stem cell）の英語読みの頭文字を取ったもので、さまざまな臓器や組織をつくることが可能だと見られているため、万能細胞（ばんのうさいぼう）と呼ばれています（左図）。

卵子と精子が出会い、受精卵ができます。その一つの細胞が分裂を始めます。細胞は分裂をつづけていくうちに、すぐ分化を始め、やがて肺や心臓、皮膚などを形成していき、一つの個体がつくられていきます。

マイクロインジェクション法

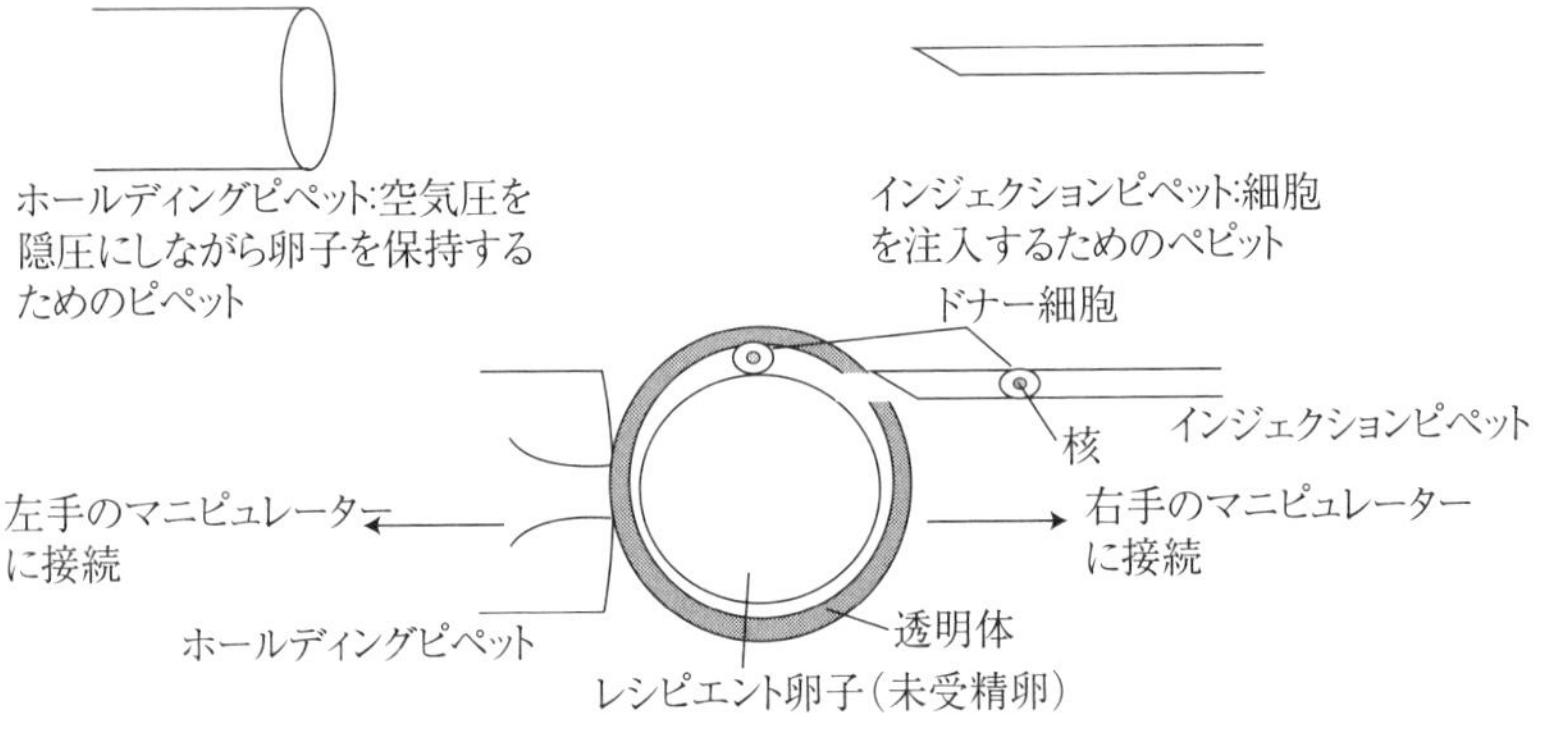

遺伝子組み換えの3つの方法

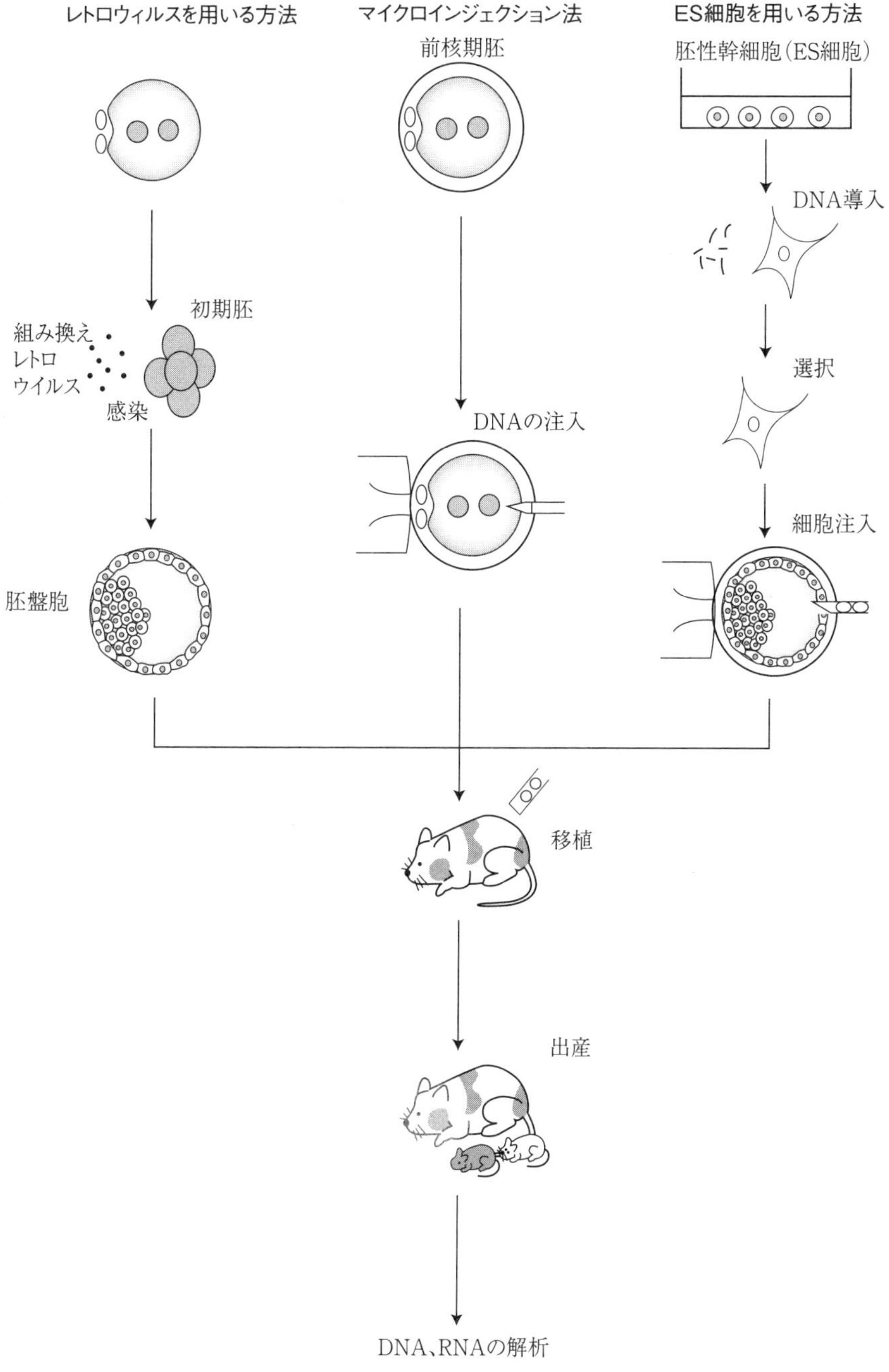

もちろん、すぐに分化を止めてしまう細胞もあり、一生分化しつづける細胞もあります。その中で、早々と分化をやめて、形を固定した上で、皮膚や血液などをつくりつづける細胞のことを、幹細胞といいます。基本となる細胞のことです。その幹細胞の中でも、もっとも基本となる胚由来の幹細胞のことです。

胚とは、受精卵が細胞分裂を始めた状態です。その胚が、ある程度まで細胞分裂を進めると外側と内側に分かれます（胚盤胞期、次頁図）。外側を栄養外胚葉（えいようがいはいよう）といいやがて胎盤になります。内側を内部細胞塊（ないぶさいぼうかい）といい、やがて体全体を作り出します。その内部細胞塊から細胞を取り出し培養してやると、うまくいくと分裂が止まらない状態の細胞ができます。ガン細胞のように分裂し、増殖をつづける細胞の塊ができます。ところが、ガン細胞のように染色体に異常はみられず、しかも分化しないため受精してすぐの状態と同じであり、簡単に利用することができる細胞となります。

もちろん、このＥＳ細胞をずっと培養しても、個体をつくることはできません。ＥＳ細胞と、通常のマウスの胚細胞とを一緒にした、キメラマウスはできます。そのキメラマウスと通常のマウスとを交配すると、子どもや孫の代で、ＥＳ細胞だけに由来する遺伝子をもったマウスを誕生させることができます。ＥＳ細胞は、他の細胞と一緒にすると分化する能力をもつのです。これが、実験用動物づくりで用いられています。

レトロウイルスの増殖図

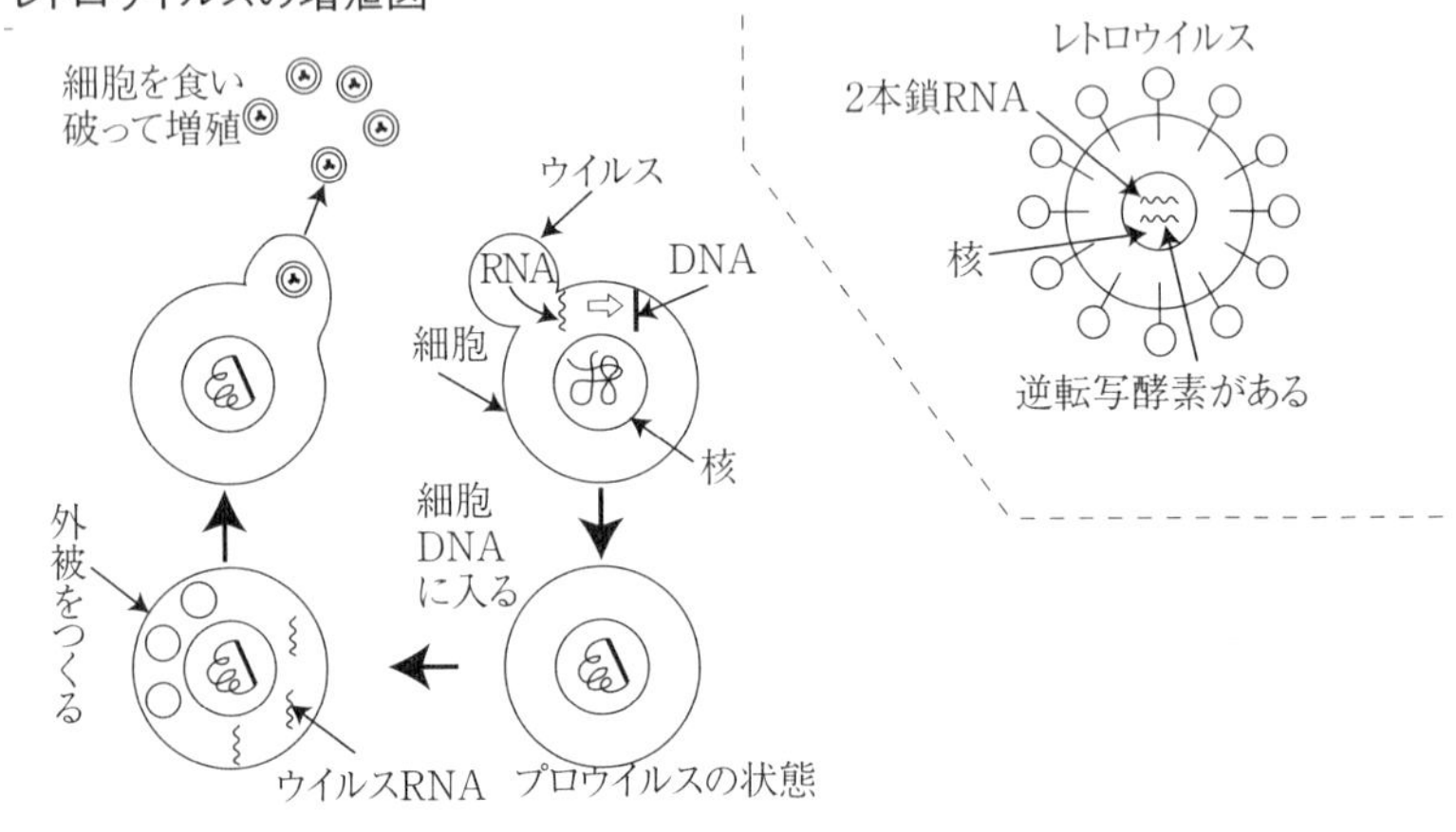

いま人間のＥＳ細胞に特定の信号を与えて、特定の臓器や組織に変換できないか、研究・開発が進められています。ＥＳ細胞は、無限に増殖していくが、未分化であるため単なる塊になってしまいます。その細胞分裂に特定の信号を与えて、特定の臓器や組織に分化させていくことはできないものか、というのです。「再生医療」と呼ばれる分野です。ただし、ＥＳ細胞は受精卵を壊してつくり出すため、倫理的問題が提起されていました。そこで、新たに体細胞からＥＳ細胞に類似の細胞づくりが進められ、ｉＰＳ（人工多能性幹細胞）が開発されました。

ノックアウトマウスのつくり方

このＥＳ細胞を用いて作り出した代表的な遺伝子組み換え動物が、ノックアウトマウスです。その組み換えマウスの作り方を簡単に紹介いたしましょう。この場合、ＥＳ細胞に遺伝子組み換えを行う際に、「相同組み換え」という現象を利用します。相同組み換えとは、二つの構造が似た遺伝子同士で、交換が起きる現象をいいます。

まず、働きを止めたい「本物の遺伝子」と似た「人工遺伝子」をつくります。このにせ遺伝子は、本物の遺伝子のように蛋白質をつくることができません。このにせ遺伝子をＥＳ細胞の中に導入すると、本物の遺伝子と置き換わるものが出てきます。この置き換えが、相同組み換えです。この置きかえの確率は極めて低く、数千個に一個の割合です。この相同組み換えが起きたＥＳ細胞では、本物の遺伝子は働

初期胚と内部細胞魂

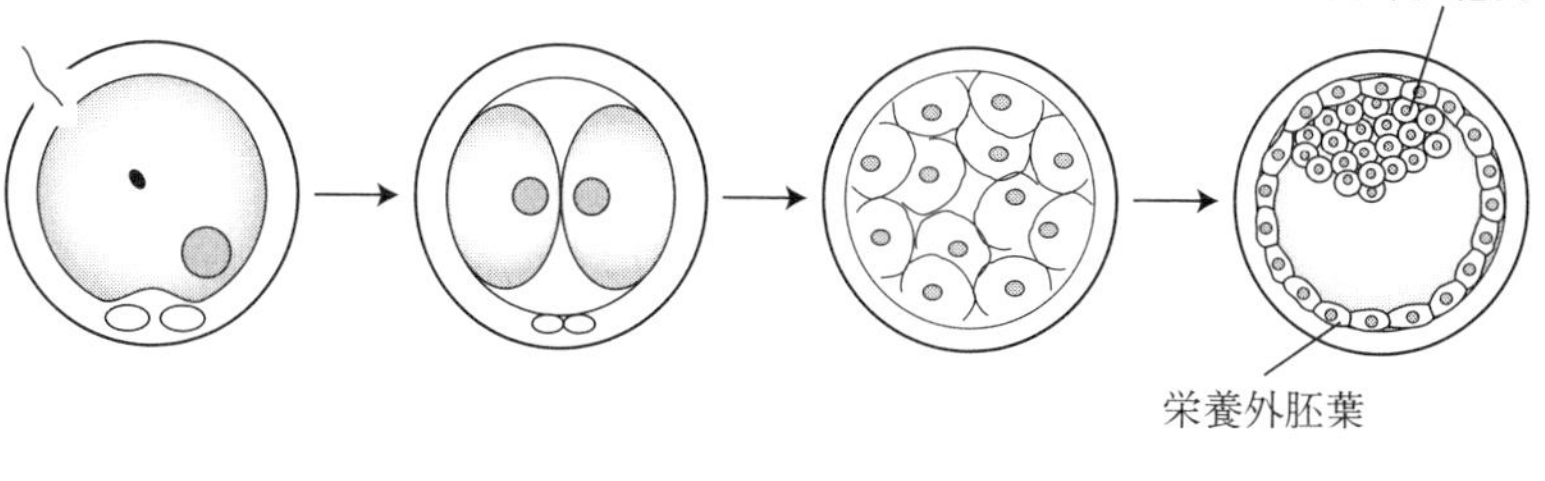

いておらず、にせ遺伝子も働かないため、遺伝子の働きが止められた細胞になります。この置きかわったES細胞に、通常のマウスの胚細胞を一緒にして、キメラマウスをつくります。そのキメラマウスを何代にもわたり掛け合わせていくと、ES細胞だけの遺伝情報をもったマウスが誕生します。こうして特定の遺伝子の働きを失った、ノックアウトマウスがつくられます。

ノックアウトマウスづくりはそこに止まりません。例えば人間の遺伝子を働かせたマウスづくりが可能になります。これまでの遺伝子組み換え動物は、受精卵に遺伝子を入れるだけで、マウスの遺伝子も並行して働いていることになります。しかし、ノックアウトマウスを用いると、マウスの遺伝子を止めて、代わりに人間や他の動物の遺伝子を働かせることができます。この原理を応用していけば、例えばやがて人間の皮膚を持ったマウスづくりも可能になります。

相同組み換え

遺伝子はDNA上にあり、塩基とよばれる文字に当たるものが並んでいます。ほぼ同じ塩基配列のDNAが置き換わる現象を「相同組み換え」といいます。生物では普遍的に起きる現象で、多様性の獲得や進化などをもたらす働きだと考えられています。この置き換わる現象を人為的に引き起こすことで、ノックアウトマウスが作られています。

Q23 動物の遺伝子組み換え技術にはどのような問題点があるのでしょうか？

植物の遺伝子組み換え技術では多くの問題点が指摘されていましたが、動物ではどのような問題点があるのですか？　人間に近い分心配です。

さまざまな問題点が

遺伝子組み換え動物は、遺伝子組み換え植物で指摘されたのと共通の問題点があり、加えて植物では考えられなかったさまざまな問題点があります。

まず、複雑な遺伝子の仕組みに介入して、遺伝子や代謝で大事な働きを止めたり、働いてはいけない遺伝子を作動させるなど、さまざまな攪乱を引き起こす可能性があります。また、ＤＮＡ量が増加することで生命体そのものを脆弱化させたり、病気や障害を起きやすくする可能性があります。さらには、本来その遺伝子が存在している生物から、他の生物に導入した際に、遺伝子の働きに変化が起き、蛋白質に変化が起きたり、働きを変えてしまう可能性もあります。これらは植物と共通の問題点といえます。

動物の遺伝子組み換え技術には、その他にもさまざまな問題点があります。まず第一に、体外培養・発生技術に伴う問題点として、細胞培養物質によって影響を受けます。時には遺伝子に致命的な影響をもたらすことがあります。

第二に、母体による保護の喪失という問題があります。母体から得られるはずの情報が得られないために受ける影響も考えられます。

第三に、繊細な卵子や受精卵を扱います。かなり微妙な操作でも傷を負うことがあります。また凍結保存しますから、解凍時に受ける影響も大きいものがあります。

併用技術として用いられる、体細胞クローン技術に伴う問題点として、成功率が極端に低いこと、誕生したわずかな胚もほとんどがなんらかの異常をもち、病気になりやすかったり、寿命が短いなどの問題があります。その他にも、細胞融合やキメラ技術に伴う問題点として、混合細胞間の軋轢の問題があります。

このように植物とは比べ物にならない、多くの問題点を持っています。

GM動物が増えると生態系に取り返しがつかない悪影響

遺伝子組み換え技術は、種の壁を越えて遺伝子を入れて生物を改造するため、事実上、新しい生命体をつくり出すことになります。そのため、その生物が環境中に放出されたり、漏れ出たりしますと、生態系に思いがけない悪い影響が出る可能性があります。これまでも微生物や植物で、他の生物を駆逐したり、同じ種の寿命を短くしたり、病気を広げたりする危険性が指摘されてきました。微生物では、思いがけない有害な微生物を誕生させ、人間に大きな危険をもたらす可能性も出てきます。作物では、花粉などによる遺伝子の拡散、雑草化による広がりなどによって、

細胞融合

二つ以上の細胞を接着した後で、共通の細胞膜に覆われ、多核細胞になることをいいます。電気や化学物質、ウイルスを用いて作り出します。核が融合することもあります。トマトとポテトを細胞融合して作り出したポマトが有名です。

他の植物や昆虫、鳥、地中微生物などへ影響が起きて、生態系に異変を引き起こす危険性があります。

しかし、動物のもたらす影響はその比ではありません。というのは、動物の場合、植物と異なり移動する範囲が広いからです。また、いったん逃げ出した動物を元に戻すことはほとんど不可能です。

遺伝子組み換え技術によって生命力が強められたり、弱められたりすることによる影響も、予測不能の問題を引き起こす可能性があります。弱められる例として、巨大鮭で次のような問題点が判明しました。鮭の雄は、巨大になると雌の鮭がよって来ますが、生殖能力が弱いため、次世代が生まれにくくなります。もし環境中に逃げ出すと、次世代が減るなど生態系に異変が生じる可能性が指摘されています。遺伝子組み換え技術で経済効率を求めて、巨大化したり、大量に乳を出す牛を開発したような場合、生命力が搾取されるため、確実に寿命が縮まり、生殖能力も衰える可能性があります。食品ではありませんが、人間への臓器移植用に開発されている、心臓提供用豚の場合、動物のウイルスが人間に感染する、人畜共通感染症の拡大を招く可能性が指摘され、開発が頓挫しています。

ペットに用いるために、人間の都合に合わせた動物の改造も広がりそうです。ミニ化など、人間の都合に合わせた動物の生産は、その動物種の異常多発を招く危険性があります。すでにクローン・ペットが市場化しており、野放しにしておくと取り返しがつかなくなります。

人畜共通感染症

人と家畜に共通して感染するウイルスや細菌などが引き起こす病気のことです。もともと種の壁があることから、共通して感染するケースはまれでしたが、人間と家畜が密接に暮らすことなどが原因になって広がっています。共通で感染すると、家畜を媒介として人の間で病気が広がるため脅威となるケースが多くなります。

Q24 もし遺伝子組み換え動物が増えると社会にどんな問題を引き起こしますか？

遺伝子組み換え動物が増えると、環境や食の安全以外にもよくない影響が起きるのですか？　食文化や宗教などへの介入が予測されませんか？

動物で行われたことは人間に応用される

遺伝子組み換え技術は、微生物から植物、さらに動物から人間へ、というように応用の範囲を広げてきました。

生命を操作し、遺伝子をいじることで、「神の領域」に、人間が深く手を突っ込んできました。人間にはどこまで生命の操作が許されるのか、という倫理的（りんりてき）な課題がそこにはあります。クローン人間やキメラ動物など、以前では単なるＳＦの世界の出来事が、いまや実際につくることが可能になってしまったからです。

「神の領域」という表現でこれまで述べられてきた範囲は、人間が立ち入ってはいけない領域だと言い換えることができます。その範囲の線引きが曖昧（あいまい）なまま、研究・開発が進められ、時には市場化されてきました。その結果、いま「神の領域」はどんどん侵犯（しんぱん）されており、この先、生命を操（あやつ）る科学者が神様の立場に立つ可能性も出ています。

『生命特許は許されるか』天笠啓祐編著、緑風出版（二〇〇三年）

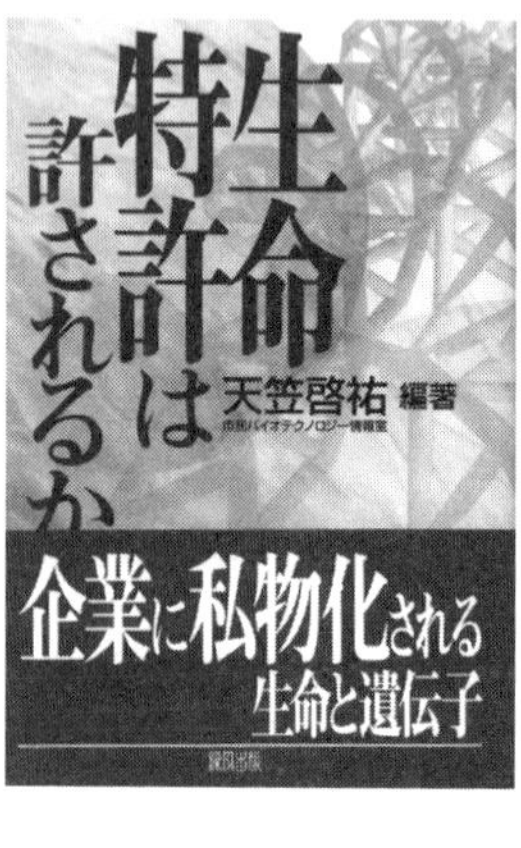

また、遺伝子組み換え動物の広がりは、植物以上に、生命特許・遺伝子特許をもたらす可能性があります。最初に生命に特許権をもたらしたのは米国で、一九八〇年のことでした。それ以来、生命の私物化が広がりました。一九九〇年代後半には遺伝子も特許として認められました。これによって、たったひとつの遺伝子を入れるだけで生命全体を私物化できる仕組みができ上がったのです。生命特許は、企業による生命の独占をもたらしただけでなく、生命の操作を加速させ、金儲けのための無秩序な生命改造合戦を進行させました。この合戦は、さらに生命特許の範囲を広げてきました。現在すでに、細胞・遺伝子・組織・臓器・改造生物などの特許化が進んでいます。

遺伝子組み換え動物食品がもたらすインパクトはそれだけではありません。社会に及ぼす影響として、食文化・宗教への介入が起きます。よい例が、豚や牛の遺伝子を導入した食品を、イスラームやヒンドゥー教徒の人たちが知らないうちに食べてしまう、といった事態が発生する可能性があります。

バイオテクノロジーの分野では、動物で応用されたことは、必ず人間に応用されてきました。倫理面にもたらす影響も深刻です。このような問題は、現在のように科学者だけで議論したり、決定するのではなく、法律、宗教、哲学、文学など、さまざまな分野の人たちが総力をあげて議論すべき問題です。

生命特許・遺伝子特許

特許とは本来、工業製品の発明品に対して与えられる権利で、公開と引き換えに権利が与えられます。他の者がその技術を使用したいと思った時には、特許料を支払わなければなりません。生命や遺伝子は自然界に存在するもので、発明品ではないため、特許として認められてきませんでした。それを米国が特許として認め、ＷＴＯの設立とともに世界中が認めるようになりました。

Q25 バイオ魚はすでに出回っていますが、遺伝子組み換え魚とは違うのですか？

バイオ魚というのを食べたことがありますが、遺伝子組み換え魚のことですか？ もし、違っているとすると、どのように違うのですか？

すでに出回っている三倍体の魚

いま出回っているバイオ魚は、遺伝子組み換え技術を用いたものではなく、生殖操作を行ったものです。その操作技術の代表が、染色体を操作して改造の手を加えた「三倍体」と「雌性発生」です。このバイオ魚はすでにスーパーの店頭などで増えています。魚としては、ニジマスが最も多く、その他には、ギンザケ、サクラマス、ヤマメ、アマゴ、ヒラメ、カキなどです。

魚の生殖は、体外で行われます。雌が卵を産み、その上から雄が精子を振りかけます。受精後の進行も人間とは異なります。卵には二セットの染色体（いずれも性染色体はX染色体）があって、精子（一セットで、性染色体はXかY染色体どちらか）が卵の中に入っていくと、卵の染色体の一セットが追い出されるように飛び出します。これを極体放出といいます。こうして二セットの染色体が残り、性染色体の組み合わせもXXかXYのどちらかになり、発生を始めます。XXの組み合わせが雌で、XYの組み合わせが雄になります。

魚は、通常は染色体が二セット（二倍体）です。その染色体の数を意図的に増やして三セットにすると、不妊の状態にすることができます。「三倍体」は、極体放出の寸前に冷やすか圧力を加え、染色体が飛び出さないようにして、つくられます。

なぜ三倍体にして意図的に不妊にするかというと、一年魚が二年も三年も生き延びるだけでなく、生殖のために使われるエネルギーがなくなる分おいしさが増すからです。例えばカキの場合、生殖器が発達するとそこに栄養が取られておいしくなくなることから、三倍体にするとそれが防げるのです。しかも産卵期になると卵にエネルギーを取られて抵抗力が弱くなるため、それをなくすことから病気にもなりにくくなるのです。

アユの場合、生存期間を大幅に延ばすことができます。長く生きるため巨大な体に成長します。大きいものでは三〇センチくらいの大きさの「おばけアユ」が誕生します。（下図）

雌性発生の魚

雌性発生は、あらかじめ紫外線かガンマー線で染色体を働かないようにした精子を用います。精子が卵の中に入っていくと、通常は極体放出が起きます。その時に、三倍体づくりと同じように、冷やすか圧力を加えて押し止めますと、最初の卵のX染色体二つのままになり、雌ばかりができます。

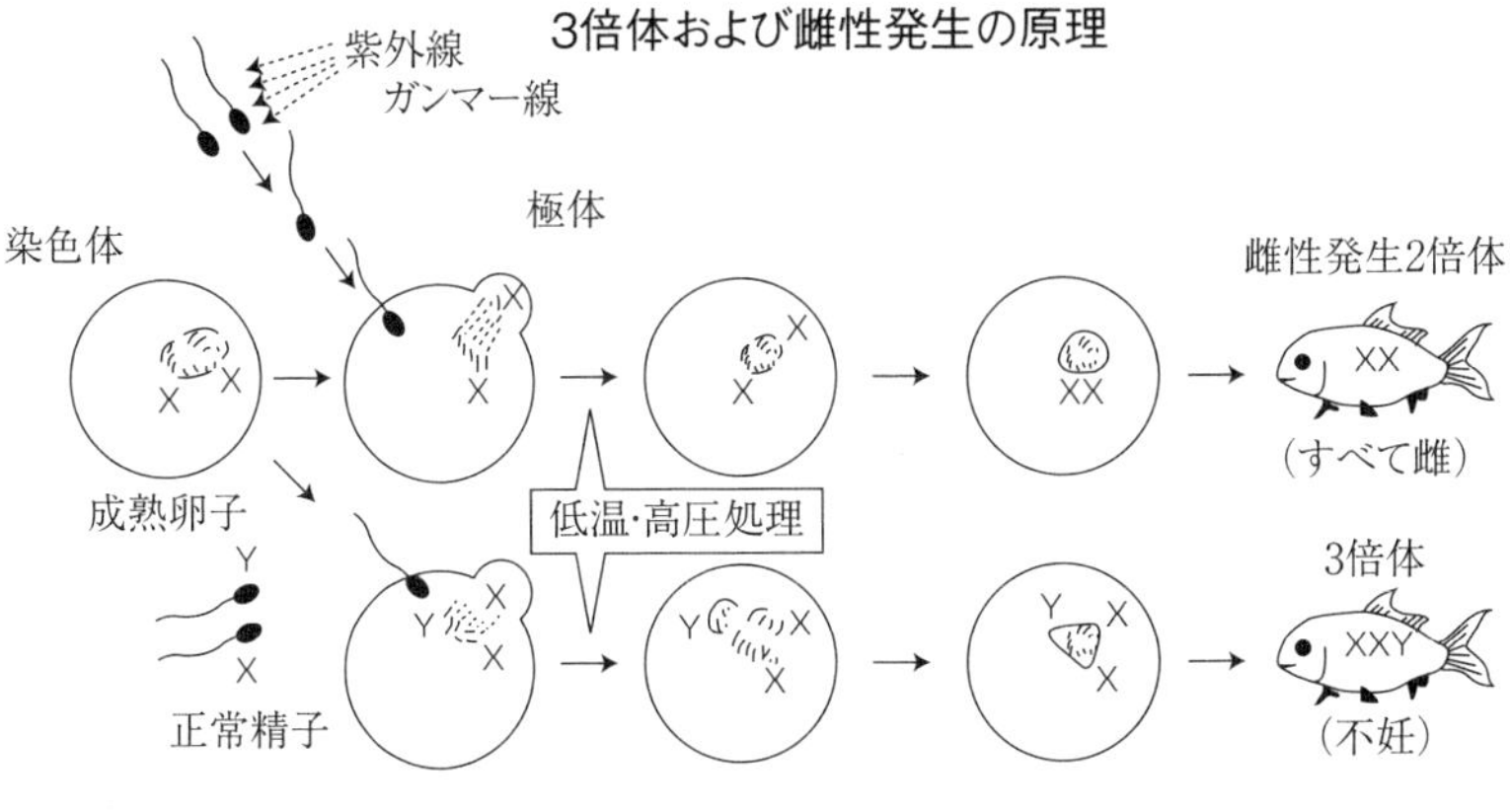

雌性発生が重宝(ちょうほう)がられているのは、雌のほうが価値の高い魚が多いからです。まずヒラメのように雌の方が大きくなる魚が多いこと、タラコ（スケトウダラ）やカズノコ（ニシン）のように卵を食べる魚も、雌の方が価値があります。

その他にも、その染色体操作にホルモン剤を投与する操作があります。生後まもない雌性発生魚に、雄のホルモン剤を投与します。すると、すべて「機能的な雄」とすることができます。ニセ雄です。この雄がつくり出す精子は、すべてX精子です。この精子を用いれば、すべての魚は雌になります。この方法を用いると、間違いなくすべて雌にすることができるため、現在では雌性発生の中心技術になっています。

このニセ雄による精子で、受精時にさらにもう一度操作して三倍体をつくり、すべて雌で、すべて三倍体の「全雌三倍体」づくりも行われています。

進む遺伝子組み換え魚づくり

魚の改造は、これからは遺伝子組み換えの時代だと考えられています。最初に市場に登場する可能性がある遺伝子組み換え動物は、この魚です。巨大鮭などが市場化を睨(にら)んですでに量産体制に入っています。

魚は家畜と異なり、体外で受精が行われるため操作が行いやすいのも、市場化が早い理由です。遺伝子組み換え技術の応用で重要なのは、どんな遺伝子を用いるかです。その遺伝子探しが行われています。魚の遺伝子解読のことを「アクア・ゲ

市場化が近い巨大鮭

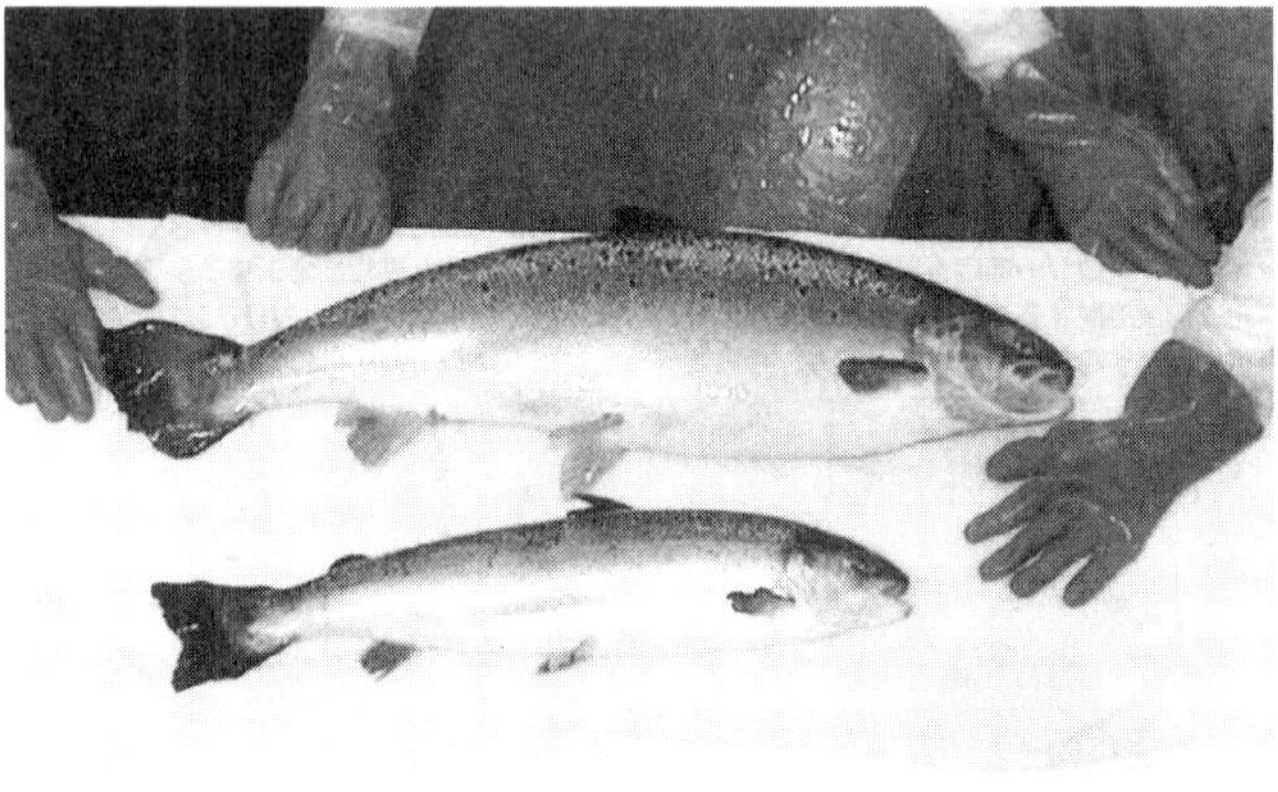

ノム解析研究」といいます。これまで外国では、フグや熱帯魚のセブラフィッシュ、クルマエビなどでゲノム解析が行われてきましたが、日本でもカキやサケ、ニシン、マス、ブラジル産高級魚レポリヌスなどで進められてきました。

このゲノム解析は、役に立つ遺伝子探しが第一の目的です。その遺伝子を入れて、魚を改造する研究も進められています。魚の遺伝子組み換えは、その「導入する遺伝子」を増幅して、Q22で述べたマイクロインジェクション法（九八頁下欄参照）で直接卵に入れます。効率は悪いですが、ほとんどの魚に入れることができます。

巨大な鮭以外にも、病気に強い魚などが開発されています。あるいは、ヒラメの不凍化蛋白質をつくる遺伝子の導入が研究されています。北極海のような寒いところでも血液が凍らない蛋白質をつくる遺伝子です。この遺伝子を寒さに弱い魚に導入すれば、生息範囲を広げることができます。

また、酸素欠乏に強く、生命力のあるコイの遺伝子を他の魚に導入する研究も行われています。コイの血液中にあり酸素を運ぶ蛋白質であるヘモグロビンの遺伝子を、酸素欠乏に弱いサケやマスに入れることで、その呼吸能力を高めることができます。どんなに汚れた水でも生きていかれる魚が開発できます。

光る熱帯魚もつくられています。クラゲやサンゴの発光遺伝子を入れた熱帯魚や金魚などがかってに日本で流通したこともあります。魚も、生殖操作から遺伝子組み換えの時代になってきたといえます。

しかし、ＧＭ魚は、いったん環境中に放つと、他の生物種を駆逐するなど生態系に取り返しがつかないダメージをもたらす可能性があります。また完全に閉鎖した環境中で養殖し続けることも不可能であり、逃げ出すことを前提に考える必要があります。その上で、食品としての安全性の問題も考慮する必要があるのです。

Q26 遺伝子組み換え昆虫も開発されているのでしょうか?

遺伝子組み換え動物の開発が昆虫にまで及んでいるというのは、本当なのでしょうか? もし本当とするとどのような昆虫ですか?

すでに医薬品が生産されている

昆虫もまた、遺伝子組み換え技術を用いた改造が進んでいます。対象は、カイコから始まり、さらに他の昆虫へと広がっています。カイコの場合、生糸が良質の蛋白質で、しかも多量につくり出されるところが注目されました。遺伝子組み換え技術を用いて遺伝子を入れ、その遺伝子がつくり出す蛋白質を糸や体液と一緒にとり出し、それを分離・精製すれば、効率のよい蛋白質製造工場になるという考え方から研究・開発が進められてきました。

これまで行われてきたバイオ医薬品のつくり方は、主に大腸菌などのバクテリアを用いてきました。カイコを用いれば、大腸菌などよりもはるかに効率よく大量に生産できます。すでに、遺伝子組み換えインターフェロンを昆虫につくらせるのに成功しています。とはいっても人間のそれではなく、ネコ・インターフェロン、イヌ・インターフェロンを大量生産したものです。インターフェロンをつくる遺伝

インターフェロン
ウイルス感染などが起きた時に、体を守るために細胞が作り出し、ウイルスなどを攻撃してそれを阻止する働きをする糖蛋白質です。遺伝子組み換え技術を用いて量産していますが、当初は、ガンの特効薬として期待されていました。

子をバキュロウイルスに組み込み、カイコの幼虫に注入して、体液中に生産させて、分離・精製してつくっています。

遺伝子組み換えの方法は、日本では、ウイルスを用いた遺伝子導入法が中心ですが、欧米では、トランスポゾンを用いた方法が取り入れられています。昆虫の遺伝子導入技術を促進したのが、このトランスポゾン法です。

トランスポゾンとは、自ら切り出したり、他の染色体にくっついたりして、DNA上を自在に動き回ることができる、変わった遺伝子です。一九八〇年代に、米カーネギー研究所の研究者によって、キイロショウジョウバエに由来するトランスポゾンを用いた研究が行われ、昆虫の遺伝子組み換えが容易になりました。導入したい遺伝子をこのトランスポゾンにつなげて、受精卵に導入したところ、その外来の遺伝子が働いたキイロショウジョウバエをつくることができました。

殺虫剤抵抗性昆虫の開発

遺伝子組み換え昆虫づくりの目的のひとつが、害虫予防です。従来の害虫予防の方法の一つに、不妊虫を大量に放つ「不妊虫放飼法」があります。不妊の昆虫を大量に放つと、次の世代がわずかしかできず、害虫を減らすことができます。この方法は、害虫予防の有効な方法として活用されてきました。これまでは主に、放射線照射によって突然変異を起こし不妊にした昆虫を用いてきましたが、これからは遺伝子組み換え技術を用いることも考えられています。

バキュロウイルス

昆虫に病気を引き起こすウイルスです。このウイルスをカイコの細胞に感染させると、細胞内で蛋白質の殻をつくりながら、増殖します。遺伝子組み換えでその殻の部分に「医薬品となる蛋白質」、例えばインターフェロンなどをつくらせることで、医薬品を大量生産する試みが進んでいます。

トランスポゾン

DNAの中で位置を変える、動く遺伝子のことです。一九四〇年に初めてトウモロコシから発見されました。動くことで変化を与え、生物進化に影響していると見られています。現在、このトランスポゾンのP因子とよばれるものから人為的に作り出されたものが、遺伝子組み換えのベクター（遺伝子の運び屋）として用いられています。

さらに殺虫剤抵抗性昆虫の開発も進められています。特定の害虫の天敵である昆虫に、殺虫剤への抵抗性を持たせるのです。その天敵を生物農薬に用いようとすると、他の害虫には別の対策が必要であり、そのため多くの場合、化学農薬と併用します。しかし、生物農薬と化学農薬の併用ほど難しいものはありません。化学農薬を用いると、せっかく撒いた生物農薬が、やられてしまうからです。そのため、その天敵昆虫に殺虫剤への耐性を持たせようというのです。

日本でも、農水省の家畜試験場で、殺虫剤耐性のミツバチづくりが進められています。殺虫剤に強ければ、農薬を撒いたところでも活動でき、さまざまな花からミツが取れるからです。また、ハチを使った天敵農薬を使用する際に、他の害虫防除のために用いる化学農薬をいくらでも撒くことができるからです。

しかし、GM昆虫は、いったん環境中に放つと、回収は困難になり、殺虫剤耐性遺伝子が環境中に広がり、いくら殺虫剤をまいても死なない昆虫ができるなど、生態系に大きなダメージを与える可能性があります。

Q27 遺伝子組み換え家畜は、もう食品となって出回っているのでしょうか？

現在、遺伝子組み換え食品は作物だけで、動物は出回っていないはずですが、開発が盛んだそうですね。市場に出回るのでしょうか？

かつて出回ったことがある？

現在はまだ、食品として出回っているわけではありません。かつて一度だけ、カナダで「違法状態」で出回ったことがあります。カナダ・ＴＧＮバイオテック社が実験飼育していた遺伝子組み換え（ＧＭ）豚が、焼却処分されずに鶏の飼料になっていたのです。カナダでは二〇〇二年にも同様のケースがあったと見られます。それらの鶏がどの程度人間の食品として出回ったかは、不明です。

いずれにしろ、現在はまだ、国際的にＧＭ動物が流通する条件は整っていませんが、まもなく流通する条件が整おうとしています。

遺伝子組み換え動物は最初、実験用マウスからスタートし、スーパーマウス、ガンになりやすいマウス、ノックアウトマウスなどがつくられました。とくに医療用の疾患モデル動物といって、医薬品の実験などに用いる動物作りが進められました。一九八八年四月、初めて特許として認められた動物は、米国ハーバード大学が開発したガンになりやすい遺伝子組み換えマウスでした。

　しかし、微生物や植物と違い、遺伝子組み換えの成功率が極端に低く、費用もかさむ家畜では、食品よりも付加価値の高い医療や医薬品開発に開発の重心が置かれました。とくに開発が進められたのが、動物工場といって、牛や羊などのミルクの中に医薬品の成分を作らせる家畜の開発です。例えば、牛乳に殺菌タンパク質のヒトラクトフェリンを作らせたりしています。米国マサチューセッツ州にあるＧＴＣバイオ・セラピューテックス社が、山羊のミルクの中に生産させたアンチトロンピンが商品化第一号となりそうです。このアンチトロンピンは血液の凝固（ぎょうこ）を防ぐ蛋白質です。

　また、人間の臓器移植に用いる心臓を豚につくらせる試みも進んできました。通常、豚などの動物の臓器を人間に移植すると、移植した時点で拒絶反応（きょぜつはんのう）が置きます。これを超急性拒絶反応といいます。この拒絶反応を抑制するために遺伝子組み換え技術を用います。しかし、この異種間移植は、前にも述べたように、動物のウイルスを人間に持ち込む、人畜共通感染症を拡大する危険性があることから、現在、開発は止まっています。

　このように遺伝子組み換え動物は、医療や医薬品関連での開発が活発でした。それでも食品用として、すでに紹介したホウレン草の遺伝子を入れた豚、消化酵素のフィターゼ遺伝子を入れて、飼料成分の消化力を高めた豚、ミルクの栄養成分を変えた家畜など、すでにさまざまなＧＭ家畜が開発されています。

ヒトラクトフェリン
　母乳の中に含まれる蛋白質で、病原菌から鉄分を奪いその繁殖を抑制して赤ちゃんを守ります。

最近は、工業製品の生産も活発になっています。植物でも燃料用エタノールを生産させるサトウキビ、テンサイ、トウモロコシなどが作られていますが、家畜でも同様の試みがあります。例えば、山羊のミルクの中にクモの糸のタンパク質を作らせ、新しい機能性繊維の量産を目指した試みも行われています。では食品はどうでしょうか。（次頁表）

コーデックス委員会で基準づくりが進む

二〇〇五〜二〇〇七年、コーデックス委員会バイオテクノロジー応用食品特別部会で、遺伝子組み換え動物食品の安全審査の基準づくりが行なわれました。コーデックス委員会とは、食品の国際規格や基準を作る国際組織で、三年間で審議を終了し、二〇〇八年の総会でその基準が採択され、いよいよ各国ごとの基準づくりに移行します。各国の基準が整うと、いよいよ遺伝子組み換え動物が食品として市場に出ることになります。

すでに見たように、GM動物にはさまざまな問題点があります。食品となったときに、それらが問題になってきます。とくに問題になってくるのが、GM技術がもたらす「予期しない変化」で、安全性を脅かす変化を起こす可能性があります。

また遺伝子組み換え動物を量産する際には、体細胞クローン技術が用いられます。その体細胞クローン動物では、さまざまな異常が起きており、それが食品の安全性で問題になってきます。

コーデックス委員会

ＷＨＯ（世界保健機関）と、ＦＡＯ（食料農業機関）という二つの国連の機関の下部機関として作られた、食品の国際規格や規制を決定する機関のことです。以前は、それ程重要視されていませんでしたが、一九九五年にＷＨＯ（世界貿易機関）が設立され、コーデックス基準が世界の基準として適用され始めてから、大きな力を持ち始めました。

GM動物には、動物福祉、生命倫理、環境問題といった間接的な問題や影響が、実は大変重要なのです。以上の点を配慮する必要があります。時には、食品の安全性と深く関わってくるからです。考えられる点を羅列（られつ）します。

まず第一に動物福祉を、食品としての安全性評価の中に含める必要があります。現在、植物においては、遺伝子組み換え作物づくりの農業と他の農業との共存問題が議論されたり、論争になっており、その中でとくに有機農業との共存の難しさが指摘されています。有機農業は、食の安全・安心の切り札として世界的に取り組む農家が増えています。現在、有機畜産の考え方の中に動物福祉を取り入れるところは多く、食の安全・安心の問題と不可分の関係になっています。そのためGM動物食品の安全性評価と一体化して考える必要があります。

第二に、生命倫理についても配慮が必要です。遺伝子組み換え技術を用いて生命を操作するという観点から見ると、植物と比べて人間に近い動物では、

現在開発中のGM動物

動物生産の向上	成長速度を加速	アトランティックサーモン、コイなど
	病気への抵抗性向上	コイ、ブチナマズ
	低温抵抗性	アトランティックサーモン、金魚
	飼料の消化力増幅	豚
生産物の質の向上	栄養学的側面に変化	牛などでミルクの中の乳糖濃度を減らす
	アレルゲン除去	エビ
	新しい観賞用動物	熱帯魚に発光蛋白遺伝子を導入
新しい生産物	人間・動物用医薬品生産	山羊、羊、牛
	工業製品	ヤギのミルクでクモの糸生産
生物標識	環境汚染のセンサー	グッピーに重金属探知
人間の健康	臓器移植用心臓	豚に人間の遺伝子導入
動物の健康	伝達性海綿状脳症の予防	畜牛、羊のプリオン遺伝子の不活化
生物の制御	殺虫剤抵抗性の益虫	捕食者・捕食寄生者に農薬耐性遺伝子
	感染症の制御	ハマダラ蚊にマラリア原虫抵抗性遺伝子
	生殖と性の制御	昆虫の性ホルモン制御

FAO/WHO専門家会議報告より（2003年11月17～21日、ローマ）

宗教上、倫理上、問題となるケースが頻繁に起きることが予測されます。そのため遺伝子組み換え動物食品の安全性評価と一体化して考える必要があります。

第三に、医薬品生産目的・臓器移植用開発目的の動物開発と一体化して考えるべきです。遺伝子組み換え動物開発は、食品よりも医薬品生産用動物の開発や、臓器移植用動物の開発の方が先行してきました。そこでは動物固有のウイルスの人間への感染など、安全性が問われています。この先行した遺伝子組み換え動物開発が食品に流用されたり、応用されていくことは十分に考えられるからです。

第四として、環境への影響についても考える必要があります。植物と異なり動物は移動するため、環境へのリスクは桁違いに大きくなります。とくに追跡不能な状態で遺伝子組み換え動物による交雑の拡散が起き、意図せざる形で遺伝子組み換え動物を摂取するケースは十分に考えられます。その場合、意図せざる食のリスクもあり得るからです。

さらには、第五として、家畜飼料についても考慮すべきです。食の安全性において、飼料を通して食品となるような間接的な摂取のようなケースは、研究がほとんど行われていない上に、より深刻な事態を招く可能性があり、十分な検討が必要です。化学物質の場合、水俣病・イタイイタイ病を始めとした多くの公害病が、生態系を通した生物濃縮によって引き起こされた間接的な影響の方が、直接摂取による影響より深刻でした。遺伝子組み換え飼料が累積摂取された場合、遺伝子組み換え動物は通常の動物と比べて、どのような変化が起きるのか、予期しない変化があることも含めて考慮する必要があります。

このまま動物でのバイオテクノロジーの応用が進めば、生命にとって取り返しがつかない事態がやってきそうです。とくに現在は、市場経済の論理が生命操作を加速させています。生命操作のビジネス化です。いまこそ、生命の大切さを声を大にしていわなければいけない時代になってしまったようです。

Q28 放射線照射食品とは何ですか？

食品に放射線を当てるようなことが、なぜ行われるようになったのでしょうか？　すでに食品として出まわっているのでしょうか？

政治が優先して進められた

作物などへの放射線照射の研究が本格的に始まるきっかけは、一九五三年、当時の米国大統領アイゼンハワーによる「平和のための原子力」演説でした。これには複雑な政治的背景があります。その時、米国は核独占を打ち破られただけでなく、水爆開発で後手にまわり、軍事的にソ連（当時）に水をあけられた状態にありました。また核エネルギー利用においても、ソ連やイギリスに先行され、このままいくと世界の原発市場も失ってしまう危機感を持っていました。そのような状況を打開するため、アイゼンハワーは国連で演説し、核燃料を国際組織をつくって管理しようという、いわゆる「国際プール案」を打ち出したのです。

原発を世界に売り込んでいくためには、大きな問題点がありました。商業利用として原発を売り込んでも、軍事利用への転用の危険が伴うという問題でした。そのことが、現在でも北朝鮮（朝鮮民主主義人民共和国）やイランなどの核所有の問題

国際プール案

アイゼンハワー米国大統領が提案した、核燃料を国際組織を作って管理しようという提案のことです。核独占を目指す米ソの思惑が一致して、IAEA（国際原子力機関）が設立されました。このIAEAの存在が、今日の北朝鮮やイランの核開発問題でも重要な役割を果たしています。

で浮き彫りされています。そのため原発の売り込みとともに、核拡散の防止が必要でした。こうして、それまでの核に関する秘密主義一辺倒を放棄し、国際管理を打ち出しながら、核の商業利用でソ連やイギリスとの競争に勝つという方向が取られたのです。

この巻き返しのための大義名分が「平和のための原子力」でした。しかし原発だけでは、平和のイメージづくりには弱く、そのため考えられたのが食品照射で、そこで放射線の食品照射実験は、当初、国防省が中心になって行われたのです。米国では、FDA（食品医薬品局）が、食品への照射は食品添加物と同じ扱いにするとしたため、食品添加物と同じ毒性実験が義務づけられ、なかなか認可を得るところまでいきませんでした。

その米国を抜いて、実際に放射線照射を最初に使い始めたのは、西ドイツ（当時）でした。一九五七年にソーセージをつくる際に用いるスパイスの殺菌処理に放射線を照射したのです。しかし翌一九五八年には禁止され、この殺菌処理への放射線利用は一年ももたなかったのです。

次に登場したのがソ連（当時）です。ソ連政府は、一九五八年にジャガイモの発芽防止に照射を利用し始め、一九五九年には穀物の殺菌にまで照射を許可したのです。

現在、放射線照射大国は中国で、北京、上海、南京、成都、天津などに大規模な照射施設を持ち、ニンニク、タマネギの発芽抑制、コメや香辛料の殺菌などで年

FDA（食品医薬品局）
日本の厚労省に当たる、米国厚生省（DHHS）に属し、食品や医薬品、化粧品などの規制や認可にかかわる機関です。

間十数万トンが照射されているといいます。

日本ではジャガイモだけ例外的に認可

日本で食品照射の研究が始まったのは、一九六五年に原子力委員会の中に食品照射専門部会が設置されてからです。米国で認可が下りたのが直接的な動機ですが、原子力に絡んだ研究ならば何でも予算がついた当時の状況を背景にしています。しかし当時すでに、照射の安全性に疑問が出されていました。米国では、一九六三年にFDAによって許可されたベーコンの殺菌のための照射が、一九六八年には安全上問題があるとして、その許可が取り消されています。

また放射線照射は、食品に関する問題であるにもかかわらず、原子力委員会が管轄(かんかつ)したことも奇妙なことでした。アイゼンハワー以来、食品照射は、原子力推進の側の都合で進められたことを示すものといえます。

原子力委員会の中に食品照射専門部会が設置された二年後の一九六七年に食品照射研究運営会議が設立されました。科学技術庁に置かれたこの会議が予算を取り、全体の調整を引き受け、国立・民間の研究機関、大学の研究者が加わって研究開発が行われるようになったのです。テーマは、ジャガイモとタマネギの発芽抑制、コメとコムギの殺虫、ミカン、カマボコ、ソーセージの殺菌でした。中でもジャガイモの発芽抑制は、いち早く研究が進められ、一九七一年六月には研究報告が出され、七二年八月には厚生省が認可して実用化に至ったのです。

原子力委員会

一九五六年に国の原子力政策を推進するために設立された機関です。現在は内閣府におかれ、主に審議会として機能しています。一九七八年には原子力安全委員会が分離・発足しました。専門部会と懇談会とから構成され、そのひとつが食品照射専門部会です。

食品衛生法では、食品照射は原則禁止になっており、本来ならば認可されるはずがないにもかかわらず、ジャガイモを例外的に認可したのです。北海道士幌町農協に実験事業としてコバルト照射センターがつくられ、一九七四年一月から照射ジャガイモが市場に出回り始めました。現在は、このジャガイモだけが承認されています。

放射線照射食品は、このように原子力推進の動きと一体化しており、食品の安全性が二の次にされてきました。

Q29 放射線照射食品は安全ですか？

放射線を照射した場合は、とても安全とは思えないのですが、動物実験や人体実験では、異常が起きていないのでしょうか？

スパイスへの照射承認への動き

ジャガイモ以来、日本では食品照射食品拡大に向けた動きは見られませんでしたが、一九九五年WTO設立がきっかけとなり、外国で広がっているスパイスへの照射を日本でも承認させようという圧力が強まり始めました。

全日本スパイス協会は、二〇〇〇年一二月にスパイスへの照射を認めるよう厚労省に要望書を提出しました。これ以来、スパイスへの照射をめぐる動きが活発になりました。二〇〇五年一〇月には原子力委員会が「原子力政策大綱」の中に放射線照射食品推進を入れ、二〇〇五年一二月に食品照射専門部会を設置し、スパイス承認へ向けて動き出したのです。

二〇〇六年七月一三日、その専門部会が、香辛料の殺菌に放射線の照射を認めるべきだという報告をまとめました。一般の意見を募集後、同専門部会は九月二六日に正式に了解、原子力委員会から厚労省に検討を求めることになりました。

スパイスといっても、業界が求めている香辛料は九四品目に達します。クレソン、コショウ、ゴマ、シナモン、ショウガ、セロリ、タマネギ、ニラ、ニンジン、ニンニク、ネギ、パセリ、ミョウガ、ワサビなど実に幅広く、このまま認められれば、放射線照射食品が、大量にやってきそうな状況になっています。

問われる安全性

食品照射は、放射線の電離作用(でんりさよう)が物質にもたらす物理的・化学的・生物学的変化を利用したものです。電離作用とは、原子核の回りを回っている電子を引きはがす作用のことです。この物理的・化学的・生物学的変化の利用が、そのまま安全性で問題になります。放射線を当てることで食品に変化が起きます。その変化で思いがけない毒性が現れたりしますが、それがとくに問題となります。

また照射によって栄養が失われることも懸念(けねん)されています。とくにビタミンを破壊すると見られています。さらに食品にいる微生物への影響が問題になります。例えばウイルスやバクテリアや害虫が突然変異を起こし、耐性を持ったものに変わったりする危険性があります。有益な微生物を殺して有害な微生物を増やしてしまい、結果として毒性が強まるということも考えられます。事実、照射後ア

業界が照射を求めている香辛料は94品目

アサノミ、アサフェチダ、アジョワン、アニス、アムチュール、アンゼリカ、アナトー、ウイキョウ、ウコン、エシャロット、オレガノ、オールスパイス、オレンジピール、ガジュツ、カショウ、カッシア、カフィアライム、カモミール、ガランガル、ガルシニア、カルダモン、カレーリーフ、カンゾウ、キャラウェイ、クチナシ、クミン、クレソン、クローブ、ケシノミ、ケーパー、コショウ、ゴマ、コリアンダー、サフラン、サッサフラス、サボリー、サルビア、サンショウ、シソ、シナモン、ジュニパーベリー、ショウガ、スターアニス、スペアミント、セージ、セロリー、ソーレル、タイム、タデ、タマネギ、タマリンド、タラゴン、チャイブ、チャービル、ディル、トウガラシ、ナツメグ、ニガヨモギ、ニジェラ、ニラ、ニンジン、ニンニク、ネギ、ハイビスカス、バジル、パセリ、ハッカ、バニラ、パプリカ、パラダイスグレイン、ヒソップ、フェネグリーク、ピンクペッパー、ペパーミント、ホースラディッシュ、ホースミント、ホメグラネート、マスタード、マジョラム、ミョウガ、メース、ヨモギ、ユズ、ラベンダー、リンデン、レモングラス、レモンバーム、レモンピール、ローズ、ローズマリー、ローズヒップ、ローレル、ロングペッパー、ワサビ

フラトキシンが増加したという実験結果も報告されたことがあります。

照射小麦を用いた人体実験がインドで行われ、その結果が一九七五年に発表されていますが、対象となった子どもの血液中の白血球を調べたところ、照射した小麦を食べた子どもで、染色体が増えるという異常が増大していました。

一九六八年にアメリカで、ハムとベーコンへの殺菌のための照射の認可が取り消されたのは、それを食べさせた動物に生殖機能や哺乳行為の低下、死亡率の増大、体重減少、赤血球の減少、白内障、腫瘍（しゅよう）の発生増大などがあったからだということです。

また一九六〇年代に始まった安全性の検討でいくつかの問題が出てきています。一つは国立衛生試験所で行われた実験で、照射タマネギを四％混ぜたエサで飼育したネズミに子どもを産ませたところ、三代目に卵巣（らんそう）と睾丸（こうがん）が小さく、骨の数が多い胎児が生まれています。もう一つは科学技術庁（当時）の報告で、通常の量の二倍照射されたジャガイモを食べたネズミに体重減少が起き、四倍照射されたものでは卵巣に異常が起きることが確認されています。このように照射ジャガイモを食べつづけると、体重減少や血液の異常、生殖器の異常、さらには遺伝的な影響が起きる危険性が強い、というデータが出ているのです。

ＦＡＯ（国連食料農業機関）、ＷＨＯ（世界保健機関）、ＩＡＥＡ（国際原子力機関）の合同専門家会議が、一〇キログレイ以下の照射であれば問題ないという報告をまとめたのが、一九八〇年のことです。しかし、一九九八年には、独カールスルーエ

アフラトキシン

カビ毒の代表ともいえる物質です。強い発ガン性と変異原性を持ちます。真菌のアスペルギルス・フラブスとアスペルギルス・パラシティクスが作り出します。

グレイ

放射線を照射された物質（例えばジャガイモ）が吸収するエネルギーから見た放射線線量の単位。生体一kg当たり一ジュールのエネルギーを与えられるときの吸収線量。

放射線照射食品関連年表

1945年	広島と長崎に原爆投下
1953年	米大統領アイゼンハワーが「平和のための原子力」演説、「国際プール案」
1957年	西ドイツ（当時）ソーセージのスパイスの殺菌に認可も、1958年には禁止
1958年	ソ連、ジャガイモの発芽防止に認可、1959年には穀物の殺菌にも認可
1963年	米国、ベーコンの殺菌に認可、1968年には認可取り消し
1965年	日本、原子力委員会の中に食品照射専門部会を設置
1967年	科学技術庁に食品照射研究運営会議を設置（対象となった研究は、ジャガイモとタマネギの発芽抑制、コメとコムギの殺虫、ミカン、カマボコ、ソーセージの殺菌）
1971年	ジャガイモの発芽抑制で研究報告（6月）
1972年	厚生省がジャガイモの発芽抑制を認可（8月）
1974年	北海道士幌町農協にコバルト照射センター設置、照射ジャガイモ出回り始める（1月）
1978年	照射ベビーフード事件起きる（9月）
1980年	FAO、WHO、IAEAの合同専門家会議、10キログレイ以下の照射であれば問題ないと報告
1995年	WTO（世界貿易機関）設立、当時、世界27カ国で食品照射実用化（スパイスへの照射が最も多い。1992年の実績は1700トン
1998年	独カールスルーエ連邦栄養研究センター、照射で生じる2-ドデシルシクロブタノンが遺伝子を傷つけるという報告
2000年	全日本スパイス協会が、照射承認を求め厚労省に要望書を提出（12月）
2005年	原子力委員会が「原子力政策大綱」で放射線照射食品推進（10月）
2005年	原子力委員会食品照射専門部会設置される（12月）
2006年	食品照射専門部会スパイスへの照射を認めるべきという報告（7月）。同専門部会正式に了承（9月）

連邦栄養研究センターが、照射によって生成する物質のひとつ二-ドデシルシクロブタノンをラットに与えると、遺伝子を傷つけるという報告を出しています。

安全性に多くの疑問がある上に、腐（くさ）りかけた食品に照射を行い、細菌数を減らして高級品に見せかけるという悪用も考えられます。照射を行ったか否か簡単に分かる方法がないため、悪用されても分かり難いのが現実です。

現在、たくさんの照射ジャガイモが出荷されています。しかし、消費者はどれが照射ジャガイモか見分けることができません。それは現在の表示制度に問題があるからです。放射線照射ジャガイモは、ダンボール箱に入れられる際には照射マークがつけられます。しかし、スーパーなどでこわけされビニール袋などに入れられる際には、そのマークはありません。消費者には選択できないようになっているのです。

Q30 輸入食品が増えていますが、どのような問題があるのでしょうか？

スーパーなどで買い物をすると、外国産の物が多く、不安になってきます。輸入食品には、どのような問題点があるのでしょうか？

輸入野菜は栄養分が低下する

近ごろ、ファーストフード店やファミリーレストランなどで外食したり、弁当やサンドイッチなどを買ってきて食べる簡便な食事が増えました。その分、野菜を買ってきて調理し、家族一緒に食事をとる機会が少なくなってきました。

その結果どんな問題が生じるでしょうか。懸念される点をまとめると、第一に、農薬汚染など安全性が気になります、第二に、栄養の低下が気になります、第三に、バランスのよい食事ができずアレルギーなどの原因にならないか気になります。

外食産業で食べたり、弁当などで得られる食材は、値段を抑えるために輸入されたものを多く用います。コンビニ弁当の安さの秘密はこの輸入食材の多さにあります。輸入野菜は、輸送距離が長く、収穫してから食卓に出てくるまで日数がかかります。そのため栄養が低下します。しかも、ポストハーベスト農薬などがたっぷりかかったものがたくさんあります。

表1　ビタミンCは時間とともに低下（単位mg/100g）

	3日後	7日後
露地ホウレン草	55	39
ハウス・ホウレン草	43	38
市販ホウレン草	54	34
ブロッコリー	152	144

農民連食品分析センター

日数がかかると、確実に栄養は低下します。例えば、ホウレン草のビタミンCを測定したデータがあります。それによると露地（ろじ）ものの場合、三日後には五五mg／一〇〇gあったものが、七日後には三九mg／一〇〇gに低下しています（データは農民連食品分析センター、以下同様）。また輸入ものと国産ものを比較したデータでは、国産ブロッコリーで一二四・六〜一九七・二mg／一〇〇gあるビタミンCが、輸入ブロッコリーでは八二・七〜一〇一・四mg／一〇〇gと少なくなっています。栄養低下は避けられないのです。

外食産業や弁当などで使われる食材の多くが、外国で収穫された直後に加工されます。それによっても栄養は著しく低下します。キャベツの場合、カット前に四六・二mg／一〇〇gあったビタミンCが、カット後には二九・一mg／一〇〇gに低下しています。野菜を輸入する場合、冷凍やカットしたものが多く、その分栄養が低下していると見てよいでしょう（下表）。

農薬汚染も深刻

しかも輸入野菜の場合、農薬汚染がひどくなっています。農薬はもともと、第二次世界大戦の時に開発された毒ガス兵器を原点にしており、戦後、農業に用いられるようになりました。農業の大規模化、高効率化を背景に農薬の使用量は増えつづけてきました。

日本国内でも多量の農薬が使われてきました。しかしこの間、汚染問題が顕在（けんざい）

表2　ブロッコリーのビタミンC、輸入品と国産の比較（単位　mg/100g）

	産地	購入先	総ビタミンC
国産	埼玉県	ダイエー	197.2
	愛知県	東武	171.9
	埼玉県	西武	131.6
	埼玉県	八百屋	124.6
輸入	カリフォルニア	西武	101.4
	アメリカ	ダイエー	96.3
	カリフォルニア	ダイエー	82.7

農民連食品分析センター

化したのは、輸入食品でした。その原因を探っていけば、この食料自給率の低さに突き当たります。この間、日本の総合自給率は、カロリーベースで三九％です。私たちの口に入る食べものの六一％が輸入品なのです。主食である穀物にいたっては、自給率はわずか二八％という数字であり、これは世界一七八カ国中一三六番目です。

一九九五年にＷＴＯ（世界貿易機関）が誕生したことで、世界中を食料が行き来する時代に拍車がかかりました。国際競争が激しさを増すと、価格競争が激化しました。低価格の食料が求められるようになると、さらに大規模化、生産効率主義が進みました。そうなると小規模で行う、とても効率的とはいえない日本の農業は、さらに競争力を失いました。

大規模化、生産効率主義の進行が、農薬づけの作物を増やしました。安さを競えば、輸入量は増えます。世界から農薬づけの野菜が入ってくる最大の要因は、安さを追い求めた結果にあるといっても過言ではありません。

表3　カット野菜のビタミンＣ含有量

	カット前	カット後
キャベツ	46.2	29.1
キュウリ	8.1	4.9
ニンジン	4.6	2.9
レタス	6.6	4.0
トマト	12.4	8.5

農民連食品分析センター

Q31 ポストハーベスト農薬とは何でしょうか?

ポストハーベスト農薬という言葉を聞いたことがありますが、どういったものですか? 安全性は確かめられているのでしょうか?

安ければいいのか?

外国からの食料が増え、私たちの食卓は、野菜は主にアジアに依存(いぞん)し、穀物(こくもつ)は主に米国に依存しています。米国から輸入される大豆やトウモロコシなどは、パナマ運河を経て、高温多湿の中、長い時間かけて日本の港にやってきます。その間の輸送の途中で腐ったり、虫がついたり、カビが生えたりしないように農薬をかけることは、長距離輸送ではよく行われていることです。

このような収穫後に使われる農薬のことを「ポストハーベスト農薬」(Post-harvest=収穫後)といい、主に長距離輸送のため用いられています。安全性と距離は反比例します。地域で生産されたものを地域で消費することが大切です。農薬汚染の野菜は、そのことを教えてくれます。

海外からやってくる野菜の農薬汚染の責任は、日本の流通業者にあるといっても過言ではありません。スーパーやコンビニで販売する野菜は、安くて、均一で、しかも見栄えのするものが求められます。そのため労働力の安いアジアの国々でつくり輸入するシステムを作り上げてきました。しかも、大きさなど一定の基準を設けて購入するため、無理な条件を現地の農家に強いてきました。その結果が農薬汚染です。安さを追い求めてきた消費者にも、その責任はあります。この農薬汚染の被害をもっとも深刻に受けているのは現地農民です。

農薬は、農薬工場の労働者に被害をもたらし、工場周辺の住民に被害をもたらし、農家に被害をもたらし、最終消費者に被害をもたらす、ジェノサイト（皆殺し）の技術です。その原点が毒ガス兵器にあるからです。消費者は、安さを求めた結果、農薬汚染の食品を食べることになったのです。

消費者にとって、いま「安ければいいのか」という問いが大切になってきました。安さを求めれば、労働賃金の低いアジアなどへの依存度は高くなります。外国から輸入すれば、必然的に食品の安全性は低下します。

輸入野菜の残留農薬問題

この間、輸入食品の農薬汚染が問題になったきっかけは、中国から輸入された野菜に高濃度の農薬が残留（ざんりゅう）していたことからです。この中国野菜の農薬汚染実態が明らかになったきっかけは、二〇〇一年一月と二〇〇二年三月に発表された農民運動全国連合会（農民連）食品分析センターが行った検査結果でした。中国政府の調査で、中国野菜が予想以上に農薬で汚染されているという情報を得たことから、市販の野菜の検査を行ったところ、相次いで高濃度の農薬が検出されたのです。

　二〇〇五年の野菜輸入量は約三〇〇万トンで、国内需要約一五〇〇万トンの約二〇％に達し、そのうち生鮮野菜は一〇〇万トン強で、加工野菜の方が多いのです。輸入の五六・九％が中国からやってきていました。残留農薬の問題では、加工野菜は生鮮野菜と異なり、残留基準が緩やかであったり、なかったりするため、中国野菜の農薬汚染に対してなかなか取り合わなかった政府も、やっと重い腰を上げて検査を始めました。その結果、予想以上に多くの汚染野菜があることが分かったのです。しかも、検査が進むと、当初問題となったクロルピリホスの他に、パラチオン、ディルドリンなど、日本では使用が認められてなかった農薬も見つかりました。また、高濃度の残留農薬の検出国も中国以外に拡大していきました。

　このことがきっかけになって、二〇〇六年五月二九日から、農薬の食品への残留問題で、規制の方法が変更になりました。ネガティブリスト制からポジティブリスト制への移行です。それまでとられてきたネガティブリスト制とは、約一三〇の農作物と二四九の農薬について、約八〇〇〇の農薬残留基準が設定されていました。農作物によって使われる農薬が異なるためリストは複雑になります。いずれにしろ、この基準を超えた農作物は流通が禁止されました。しかし、リストに掲載されていない農薬や、基準値設定のない農薬は、規制できませんでした。

　それに対して、ポジティブリスト制とは、約一三五の農作物と七九九の農薬等（動物医薬品や飼料添加物を含む）について、約一〇万の農薬残留基準が設定され、こ

クロルピリホス
　殺虫剤で、白あり駆除剤としても用いられています。トリクロルピリジル系の有機リン化合物で、リンゴのアブラムシや樹木のアメリカシロヒトリなどに使われています。有機リン系の農薬ですから、神経毒性をもっています。

の基準を超えた農作物は流通が禁止される点は変わらないのですが、リストに載ったもの以外の農薬についても一律で残留基準（〇・〇一ｐｐｍ）が適用され、それを上回った農作物は流通が禁止されます。消費者にとっては分かりやすくなったものの、生産者にとっては隣接（りんせつ）する農地から農薬が飛散して残留する可能性もあり、より気を遣（つか）うようになりました。

しかも、農薬にかかわる制度そのものが変更されたものの、農薬での違反で野菜の輸入が停止処分となるケースは後を絶ちません。農薬として特に多いのが、相変わらずクロルピリホスです。厚労省によって、輸入時に残留農薬の検査が行われますが、日々大量に入ってくる農作物をすべて検査することは不可能です。結局、汚染された野菜が入ってくることは防ぐことができません。

Q32 サプリメントや健康によいとされる食品が出回っていますが、効果は本当？

サプリメントや健康食品は、本当に健康に良いのでしょうか？　また、安全性はどうでしょうか？　食事に気をつけていれば、必要ないように思いますが？

サプリメントとは？

健康ブームに便乗して、さまざまな健康によいとされる食品が販売されています。通信販売も多く、けっして安価ではありません。健康に不安を感じている人ほど、利用しているケースが多いのです。しかし、健康食品には、特定保健用食品、栄養補助食品、その他よく分からないものまで、さまざまな種類があり、「健康によい」とする根拠に乏しいものが大半です。

サプリメントも大量に出回っています。このサプリメントは「付録」とか「補遺」を意味し、不足している栄養素を補うことを意味します。補う点では、一定の効果はあると考えられますが、例えば食事で野菜を摂取するのとは異なり、多様な栄養素を摂るわけではないため、偏った摂取の仕方になることは避けられません。しかも、ビタミンやミネラルなどほとんどの栄養素が、化学的に合成されたものであるため、それに伴う問題点が生じます。

サプリメントの栄養素には天然、天然型、合成の三種類があります。ビタミンEで見ると、天然といっても植物油から抽出してつくる加工物質です。その植物油は、ナタネ、大豆、トウモロコシ、綿実を原料として用いた場合、遺伝子組み換え作物から作られています。

天然型は、天然のものに化学的に手を加えたもので、いっそう加工度が増しています。合成となるとまったく天然とは関係がなくなり、化学的に人工合成したものです。この化学合成のものが大半を占めているのです。

合成のものは、自然界にあるものとは根本的に異なります。そのよい例が、合成のビタミンCを安息香酸（あんそくこうさん）と一緒に用いると発ガン物質のベンゼンを作ってしまうことに示されます。化学的に活性であるため、他の化学物質と一緒に変化を起こしやすいのです。自然界に存在しているビタミンCでは起き難いのです。

ビタミンの場合、B、Cといった水溶性と、A、D、Eといった脂溶性があり、とくに後者が問題になってきます。脂溶性は、水に溶けず脂肪に蓄積します。そのため過剰（かじょう）に摂取すると健康障害を引き起こす可能性があるからです。ビタミンEの過剰摂取が死亡率を高める、という米国での学会報告もあります。

サプリメントの中には、複数の野菜を集めて固形化したものもあります。これならばよさそうに見えますが、大半が輸入野菜を用いており、農薬汚染の問題点があります。また加工による栄養低下は避けられず、野菜同士を接着するため添加剤も用いられています。野菜を直接食べるのとは訳が違います。

安息香酸

芳香族のカルボン酸の中で最も簡単な構造をしている化合物です。抗菌作用があることから、保存料として用いられています。

ベンゼン

もっとも簡単な芳香族炭化水素で、各種の有機化学製品の原料になっています。造血系に障害を引き起こすなどの毒性を持ち、発ガン物質でもあります。

健康食品は安全食品ではない

以前、健康食品から遺伝子組み換え大豆が検出されたことがあります。これは、「遺伝子組み換え食品いらない！キャンペーン」と『週刊金曜日』が共同で行った検査で、健康食品として販売されているプロテイン製品一二を検査したところ、実に七製品から遺伝子組み換え大豆が検出されました。五製品は微量でしたが、ハーバーライフ社の「フォーミュラ1」とニュースキン社の「プロテインシェイク」は、比較的高い含有率（がんゆうりつ）を示しました。アムウェイ社の二製品は、両者から検出され、しかも「非組み換え」の表示が行われていました。健康食品の不健康な実態と、表示のいい加減さが明らかになった検査結果でした。

プロテイン製品は、健康によい、美容によいことを売り物にしています。そのキャッチフレーズとは反対に、多くの製品が「不健康食品」という実態が明らかになったケースのひとつです。

以前、中国から輸入され健康食品として販売されてきたダイエット食品で、フェンフルラミンのような禁止薬物が使用されていたことがわかり、被害者が多数に達したことがありましたが、健康食品ブームに警鐘（けいしょう）を鳴らす同様な事態が繰り返されています。

健康食品は、安全性に配慮した食品ではありません。一見、健康によいことと安全はイコールと考えがちですが違うのです。試験データの提出が義務づけられているトクホとよばれる「特定保健用食品」にしても、安全性の評価もあいまいである上に、いったん表示を取得してしまえば再評価されることはまれです。健康によいとする試験データの結果も見直されるわけではなく、はたして健康に効果があるのかも疑問を持たれている食品も少なくありません。

以前、日本消費者連盟が輸入されたハーブ加工食品を検査したところ、高濃度の農薬が検出されたことがあります。ハーブ加工食品を製造した、カナダ・ノバスコシア州にあるナチュラリー・ノバスコシア・ヘルスプロダクツ株式会社は、同州で栽培されたハーブを用いて、ハーブ加工食品を製造しています。同社製のハーブのエキナセアを用いたハーブ加工食品から、高い濃度の農薬が検出されました。

エキナセアは、古くから北米の先住民が民間療法に用いていたキク科の植物です。検出された農薬は、殺虫剤のＤＤＴやディルドリンで、これらは、日本ではすでに作物に用いることができないだけでなく、化審法ですべての用途での使用が禁止されている、有害度の高い化学物質です。

このハーブ加工食品を栽培している農場は、「都市から遠く離れ、空気が澄んだ広大な緑の大地が広がる、ハーブの有機栽培に最適なカナダ東北部のノバスコシア州の一〇〇ヘクタールに及ぶ農園で無農薬、有機栽培しています」と宣伝文句に書いてあるように、有機の認証を取得していることを売り物にしていました。

いま必要なのは、健康食品など本当に必要なのか、という問いです。日常生活での食生活を見直し、地産地消（地場生産・地場消費）を基本にした、有機農業など

化審法

一九七三年に制定された化学物質の規制法で、正式には「化学物質の審査および製造等の規制に関する法律」です。環境への蓄積性が高く、健康被害や環境汚染を引き起こす化学物質を規制するために作られました。二〇〇三年には、国際動向やＯＥＣＤの勧告などを受けて改正されました。

でつくった安全で新鮮な通常の素材を、多様に、きちんと摂取していれば、健康食品に依存する必要はありません。企業から与えられる健康食品に依存せず、日々の食生活の見直しが大切です。

Q33 大豆イソフラボン製品が問題になりましたが、なぜですか？

やっとサプリメントや健康食品の評価が行われるようになり、販売禁止になったものもあります。大豆イソフラボンも問題になりました。なぜなのでしょうか？

増えつづけるトクホ

このところ健康ブームに乗って、トクホの表示が認められた食品が増えつづけています。トクホとは特定保健用食品のことです。このトクホだけ、効果の是非について試験データの提出が義務づけられています。そのため、健康食品ブームの主役になっています。メーカーもトクホの表示をつけて販売することを狙って開発を進めています。

二〇〇七年九月二六日現在、日本のトクホの総数は七〇六品目に達しています。そのトクホの代表的な商品である花王の「健康エコナ」が効果なしという報告がでたり、問題点が指摘されています。二〇〇二年一〇月四日に行われた肥満学会で筑波大学の鈴木正成らが、体脂肪低減効果がないとする研究結果を発表しました。またエコナやエコナ・マヨネーズなどの主成分であるジアシルグリセロールに発ガン促進の作用の疑いが強いとする動物実験例が出ています。これは国立がんセンターが行った動物実験で示されたもので、ラットの一部にガンを促進する症状が出たのです。

あるいはアガリクス製品に発ガン促進の疑いが出て、一部が販売禁止となったり、アマメシバ製品も販売禁止になり、大豆イソフラボンを強化した健康食品の摂取は好ましくないとする見解がまとめられました。ここでは大豆イソフラボンのケースがもつ意味を考えてみます。

食品安全委員会新開発食品専門調査会は、大豆イソフラボン強化の健康食品について、この間『大豆イソフラボンを含む特定保健用食品の安全性評価の基本的な考え方』と題する報告書をまとめました。その中で妊婦、胎児、乳幼児、小児に関しては上乗せの摂取は推奨できず、それ以外の人の安全な上乗せ摂取量を七〇～七五mg／日としました。なぜ、このような結論が出たのでしょうか。

健康食品ではいま、ポリフェノール関連食品が人気を呼んでいます。ポリフェノールとは、植物の葉や花、茎、樹皮などに含まれる色素や苦味成分のことです。そのポリフェノールのひとつにフラボノイドがあります。大豆イソフラボンは、そのフラボノイドの一種で、胚の部分に多く含まれています。

大豆イソフラボンを強化した健康食品の問題点

大豆イソフラボンには、非配糖体（イソフラボンアグリコン）と配糖体（はいとうたい）があります。配糖体とは、ブドウ糖などの糖類と結合したもので、食品中には主にこの配糖体の形で存在していますが、納豆などの発酵食品は、非配糖体が多くなっています。配糖体は、腸内細菌によってイソフラボンアグリコンとなり腸から吸収されます。

そのイソフラボンアグリコンが、生体内で女性ホルモンのエストロゲンと似た働きがあることから、一方で健康食品としてクローズアップされ、更年期障害や骨粗鬆症（こつそしょうしょう）の軽減、乳ガンの予防に役立つのではないかと見られてきました。他方で多く摂取すると女性ホルモンが攪乱（かくらん）されるため、一部の化学物質がもつ「環境ホルモン」作用と同じように、不妊や胎児、乳幼児への影響等が指摘されました。これは同じ作用が、プラス面にもマイナス面にも働くことを意味します。

ではなぜ、このようなことが起きるのでしょうか。大豆以外にも多くの植物が、疑似（ぎじ）エストロゲンとしての働きをもつ成分をもっています。パセリ、ニンニク、コムギ、コメ、ニンジン、リンゴなど、私たちが日常摂取する基本的な食品のほとんどに含まれています。しかも、その大半が口当たりのよい食品です。

なぜ口当たりのよい植物に疑似エストロゲンをもつものが多いかというと、それは植物の護身術（ごしんじゅつ）なのです。その植物は、鳥や家畜、人間などに食べられると、種が滅んでしまいます。そのためエストロゲンと似た物質を一緒に取り込ませることで、女性ホルモンを攪乱し、不妊にさせることで、食べる側の数を減らそうとしたのです。

人間はこの植物を何千年もかけて品種改良し、日常的に摂取しても問題ないようにしてきました。現在はこれらの食品を食べても問題は起きませんし、安全で

エストロゲン

卵胞から分泌される、ステロイドタイプの女性ホルモンです。子宮の発達や子宮内膜の増殖、乳腺の発育などを促します。過剰な分泌が子宮内膜症や乳ガンなどの原因になると見られています。

あることは、ずっとつづいてきた人類の食生活が証明しています。大豆そのものは少々とり過ぎたとしてもまったく問題なく、むしろ良質な蛋白源として、なくてはならないものになったのです。

その品種を改良して減らしてきた成分をわざわざ増やしたのが、この種の健康食品です。疑似エストロゲンが増えれば話は違ってきます。ホルモンが攪乱される可能性が出てきて、不妊や胎児などへの影響等が問題になってきます。大豆イソフラボンのケースは、健康食品のもつ問題点をよく示しているといえます。

Q34 魚を食べると水銀やダイオキシンが危ないと聞いたのですが？

マグロなどを食べすぎると水銀の影響を受けるのでしょうか？　また近海魚などで一部の魚がダイオキシンで汚染されているといわれますが、本当ですか？

厚労省・注意の甘さ

二〇〇三年六月、厚労省はメカジキやキンメダイなど七種類の海洋生物について、人の健康や胎児に影響を及ぼしかねない高い濃度の水銀を含んでいる、として妊娠している女性が食べる場合は、一定量以下にするのが望ましいとする注意事項をまとめ、発表しました。突然の発表でした。

翌二〇〇四年には、新しくできた食品安全委員会によって、水銀による健康への影響に関する評価が行われました。その評価に基づいて、翌二〇〇五年、厚労省は「妊婦への魚介類の摂食と水銀の注意事項」を発表しました。魚に含まれる水銀を一定量以上摂取すると、おなかの中の赤ちゃんに影響する可能性がある、という注意を喚起（かんき）したものです。

なぜ、突然このような注意が出てきたかというと、その背景に、水銀が人体に及ぼす影響に関する科学的研究が進んできたことがあげられます。多数の調査報告が出たことで、水銀の摂取規制を行う国が増え、国際的に摂取量の基準を設定する動きが出てきたことが背景にあります。

ＷＨＯ（世界保健機関）は、水銀の耐容摂取量を「三・三マイクログラム／kg／週」に設定しています。一方、ＪＥＣＦＡ（ＷＨＯとＦＡＯ合同の国際専門家会議）は、二〇〇三年六月に開かれたローマ会議で、水銀の耐容摂取量を「一・六マイクログラム／kg／週」と約半分に引き下げるべきだと結論づけました。この結論がまとめられたことから、厚労省は、急きょ妊娠している女性への提言をまとめたのです。

それにしても最初に厚労省が出した注意は、妊娠している女性だけを対象にしており、摂取を控える魚も、クジラやイルカなど、一般の人が余り口にしないものばかりで、世界的に摂食を押さえるようにリストアップされているマグロが、業界の圧力で入れられなかったのです。しかも、「魚介類は一般には健康に有益。注意事項に挙げた項目以外に健康への悪影響が懸念されるデータはない」というコメントをわざわざ付け加えており、懸念されるデータが増えつづけている現実から判断すると、出したくないのに出した、という印象が拭(ぬぐ)えないものでした。

その後、食品安全委員会の評価に基づいて行われた「注意」で、マグロが入れられたものの、相変わらず妊娠している女性だけが対象でした。欧米では、妊娠している女性だけでなく、妊娠可能な女性、授乳中の女性、子どもも対象に含まれており、対象を限定し過ぎた中身でした。しかも水銀汚染は、厚労省の生温(なまぬる)い判断を超えてはるかに深刻であり、影響もさらに広がる可能性があります。

水銀中毒事件

これまで起きた水銀中毒による健康障害としては、農薬中毒と水俣病が有名です。水俣病には、チッソが引き起こした熊本水俣病と、昭和電工が引き起こした新潟水俣病があります。いずれも化学工場の工程に用いられていた触媒が原因でした。その後、塩ビ製造の過程で用いられる触媒が原因と見られる、第三水俣病事件が起きます。

深刻な水銀汚染とその影響

二〇〇一年一〇月、水俣で開かれた国際会議で、南デンマーク大学のP・グランジジャン教授らのチームが行った調査が注目されました。それは、ゴンドウクジラをよく食べている北大西洋のデンマーク領・フェロー諸島で調査したものでした。一九八〇年代中頃に行った予備調査では、フェロー諸島の妊娠可能な女性約五〇人の血液中の水銀濃度が、デンマークの一般女性の約八倍でした。そのため一九八六～八七年に生まれた子どもたちが七歳になった時点で調査を行いました。出生時での母親の毛髪中の水銀濃度は〇・二～三九・一、平均で四・五ppmでした。水俣病のような症状を示す母親はいなかったものの、子どもでは、母親の水銀濃度が高い子どもほど、知能や言語など心理行動学的検査で異常が見られました。この結果から、一〇ppm以下でも胎児に影響する可能性があるという結論が導かれたのです。

二〇〇二年、米国国立環境健康科学研究所の機関誌に掲載された、ハイタワー論文では、四歳頃から知育障害とされていた子どもの水銀濃度は、極めて高かったと報告されています。『ニュー・イングランド医学雑誌』二〇〇二年一一月二八日号に、心臓疾患をもつ人の体内水銀濃度が高かったという、体内水銀濃度と心臓病の関連に関する論文が掲載されました。

さらに予防接種ワクチンに防腐剤(ぼうふざい)として用いられている有機水銀の「チメロサー

ル」が、自閉症をもたらしている可能性が指摘され始めました。二〇〇〇年四月には、米国のサリー・バーナードらが自閉症と水銀中毒の症状を比較し、類似していると指摘しました。二〇〇一年三月には、米国テキサス州でワクチンが自閉症をもたらしたとして集団訴訟が起きました。二〇〇三年三月に『米国内科外科医学誌』に米国遺伝学センターのマーク・R・ガイアーが、水銀の摂取量が多ければ多いほど自閉症になるリスクが強まることを示すことを明らかにしました。

水銀と自閉症の関係が明らかになるにつれて、水銀汚染魚の摂取がいかに危険なものであるか、示されたといえます。

マグロと予防接種をやめよう

もともと日本は水銀汚染大国といえるほどで、汚染は深刻です。以前、グアム島から帰国した横井英樹さんが、帰国時二ｐｐｍだった頭髪に含まれていた水銀濃度が、半年後には八ｐｐｍまで増加していました。これまで厚労省は、水俣病の患者の調査から、毛髪中の水銀濃度が五〇ｐｐｍ程度までならば、中枢神経に障害を与えず、運動や知覚障害を引き起こさず、安全としてきました。しかし、水俣病で発病した人の最低は三五ｐｐｍ程度であり、マグロをたくさん食べる人だと二〇～三〇ｐｐｍに達していることがあり、かなり危険な範囲に達しています。

日本では、魚介類に対する水銀規制は、一九七三年に水俣病を受けてつくられた暫定規制値しか存在しません。その時「魚介類の水銀の暫定的規制値について」

自閉症

先天性の脳の機能障害と考えられている障害です。人とのコミュニケーションがうまくいかなかったり、物事との適切なかかわりが難しかったりします。

という通知が厚労省から都道府県知事あてに出されました。総水銀で〇・四ｐｐｍ、メチル水銀で〇・三ｐｐｍという数値で、「マグロ類（マグロ・カジキおよびカツオ）および内水面水域の河川産の魚介類（湖沼産の魚介類は含まない）については適用しない」とされ、最初からマグロがはずされたのです。

また低い濃度の汚染魚をずっと食べつづけていった時の影響に関しては、まったく対策が立てられてきませんでした。厚労省の今回の措置も単なる「注意事項」にとどまっています。水銀の影響を抑えるには、妊娠している女性、妊娠可能な女性、授乳中の女性、子どもは、とくにマグロを食べるのを控えること、また予防接種ワクチンを受けないことです。

ダイオキシンの食品汚染

水銀同様、魚介類からの摂取が多い有害物質にダイオキシンがあります。ダイオキシンは、史上最悪の化学物質といわれてきました。サリンの二倍から一〇倍といわれる、極めて強い急性毒性に加えて、催奇形性や発ガン性をもっています。それに加えていま、精子に異常を引き起こすなどの、環境ホルモンとしての働きがクローズアップされています。

ダイオキシンは、目的をもってつくられる物質ではありません。不純物としてできてしまうところに厄介な点があります。ダイオキシンの名を一躍有名にしたのが、米軍がゲリラ活動を封じるために展開した、ベトナム戦争での枯れ葉剤作戦でした。その枯れ葉剤は、ベトナムの人々の上に無差別にまかれていきました。その結果、作戦が進むにつれて全国的に、出産した赤ちゃんに先天性の障害があったり、あるいは流産や死産が多発していることが、明らかになってきました。

ダイオキシンと似た物質に、ジベンゾフランがあります。このジベンゾフランは、食用油に入り込み多数の死傷者をもたらしたカネミ油症事件を引き起こした原因物質です。もう一つ、類似した物質があります。それがコプラナーＰＣＢで、ＰＣＢの仲間の中に存在する、極めて毒性が強い異性体です。このダイオキシンとジベンゾフラン、コプラナーＰＣＢの三つを、一括してダイオキシン類と呼んでいます。

ダイオキシン類は、環境を汚染すると主に水系に入り込み、プランクトンから魚介類、そして人間へと生物濃縮を起こします。約九割が食品を通して人間の体の中に入ってきますが、その大半が魚介類からです。都市近郊の海から取れる魚介類の汚染が目立ちます。

また、ダイオキシン類は脂溶性であることから、脂分の多い魚介類に蓄積しやすくなります。そのため、遠洋漁業で取れる回遊魚や、脂肪分の少ない魚の方が蓄積し難くなります。

Q35 お米がカドミウムに汚染されているって本当ですか？

国産米の一部に、カドミウムの汚染濃度が高いものがあると聞きましたが、国際組織で規制値が審議されたのではないのですか？

イタイイタイ病

一九五五年、富山県神通川流域で、激痛を伴う原因不明の「奇病」として報告された、カドミウム汚染がもたらした健康障害です。汚染源は三井金属鉱業の神岡鉱業所で、被害者が、骨が曲がったり折れたりするのでイタイイタイと訴えることから、この名前がつけられました。

引き下げられた規制値

カドミウム汚染米がまた増えてきています。現在、日本政府が行っている対策は、カドミウム濃度が一ｐｐｍ以上になると「汚染米（おせんまい）」として扱い、食品衛生法によって食品として用いることを禁止しています。〇・四ｐｐｍ以上になると「準汚染米」になり、非食用として工業用ノリなどに用いる措置をとっています。

食糧庁が一九九七・九八年産のコメで、鉱山や製錬所などの大きな汚染源のない農地を全国三万七二五〇地点検査したところ、一ｐｐｍ以上の汚染米を一地点、〇・四ｐｐｍ以上の準汚染米を九五地点検出しました。この一ｐｐｍという数字は、イタイイタイ病発生地域の玄米の平均汚染濃度と同じです。

食品の国際規格を決めるコーデックス委員会の食品添加物汚染物質部会が、一時、カドミウム汚染米の許容基準を〇・一ｐｐｍ以下に決定しようとしました。日本での従来の規制値である一ｐｐｍ以下からすると、一〇分の一になります。〇・

一ｐｐｍ以下だと、日本の米の三〇%前後が、汚染米になります。そこで日本政府が抵抗し、巻き返しを図り、いったん〇・二ｐｐｍ以下まで緩和させました。それでも日本の米の五%前後が、汚染米になるため、さらに抵抗し、ついに〇・四ｐｐｍ以下まで下げさせ、正式な基準とされたのです。この数字ですと、すでに「準汚染米」として扱っているので、対策は不要になります。市民の健康よりも流通を優先させたのです。

電池が汚染源

カドミウムは有害な重金属です。亜鉛と一緒に存在しており、亜鉛と化学的性質が似ています。そのため体内に蓄積したカドミウムが、亜鉛の働きを妨害します。そして亜鉛が体の中で果たしているさまざまな有用な働きを妨げます。亜鉛が不足すると、成長に影響が出たり、第二次性徴が遅れたりします。皮膚炎や脱毛が起きやすくなります。精神疾患にもなりやすくなります。食欲低下や、食べ物の味が分からなくなる、といった疾患の原因になります。

カドミウムの急性中毒は、経口摂取の場合、食中毒に類似した消化器系の障害を引き起こします。流涎（りゅうえん）・吐き気などがあり、時には吐血（とけつ）や下痢（げり）が起きます。その他にも、筋肉の痙攣（けいれん）、腎臓や肝臓障害、知覚障害などが起きます。吸入によって体内に入った場合は、肺炎が起き死亡率も高くなります。

慢性毒性としては、肝臓や腎臓以外にも、脾臓や心臓、脳などにも悪い影響があります。腎臓が冒され、腎臓障害、蛋白尿が起きます。また、カルシウムやリンが欠乏するため、骨がもろくなったり、骨の変化が見られます。イタイイタイ病はこの症状が悪化した例です。最近では、カドミウムがもつ環境ホルモンとしての働きが注目されています。

ふたたびカドミウム汚染が悪化しています。東京都に搬入される米のカドミウム汚染濃度は増加に転じました。新たな汚染源となったのが、電池です。カドミウムを用いた電池が、ニカド電池です。正極にニッケル、負極にカドミウムを用いた蓄電池のことで、充電すると繰り返し使えます。しかし、五〇〇回位の充電・放電を目途(めど)に寿命(じゅみょう)がつき捨てられます。

電池の生産量は情報化社会の進展とともに増え、廃棄量(はいきりょう)も増えてきました。ニカド電池は、もっぱらコードレス・テレフォンに使われてきました。その他にも、電池そのものとして用いることは少なく、機械と一緒に用いられています。シェーバー・電動アシスト自転車・電動工具などの雑貨にもよく使われています。パワーが出るため、重宝がられているからです。

日本でのカドミウムの用途の九割以上がニカド電池です。その電池が捨てられ、めぐりめぐって私たちの食卓に入ってくるのです。体重六〇kgの人が、玄米中のカドミウム濃度が〇・一ppmで、一日約二五〇gの白米を食べるとすると、一日のカドミウム摂取量は二〇マイクログラム程度になります。一日三〇マイクログラム程度で、約一・五%の人に軽度の腎臓障害を引き起こします。日本人の平均摂取量

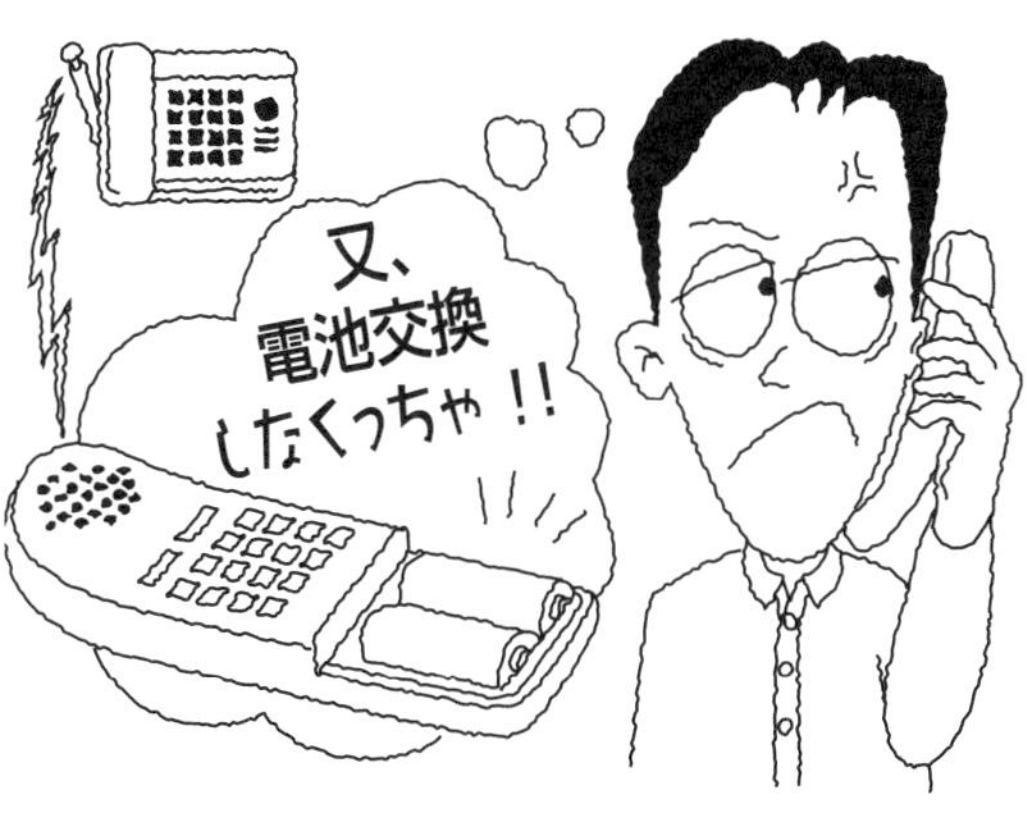

は五〇マイクログラム程度で、約四％の人に腎臓障害をもたらす程度の汚染があります。

このカドミウム汚染米は、電池を大量に消費する社会が原因です。便利さを求めてきた、私たちの暮らしが問われているといえます。

Q36 食品添加物はずいぶん使用禁止になったものがありますが、もう大丈夫?

食品添加物は、とても安全とはいえないものが使われていますし、次々と新しく認可される傾向にあると聞きますが、大丈夫なのでしょうか?

合成添加物と天然添加物

食品添加物は、食品の大量生産、大量流通、長距離輸送、大量消費の普及の中で加工食品が増え、それに伴って種類も量も増えてきました。かつてのように、地域でつくられたものを、その地域で消費する「地産地消」が当たり前で、素材から作って食べていた時代には大半が不必要なものでした。

自然の摂理からいえば、腐って当たり前です。それを腐らせないようにするために保存料が用いられます。以前は、各地域にそれぞれ固有の保存の知恵がありました。その知恵が失われ、食品添加物に依存するようになったのです。

品質の劣化が起きますが、それを防ぐために酸化防止剤などが使われ、見栄えをよくするために着色料などが用いられています。安全性に疑問がもたれる食品添加物は、その保存料や着色料、発色剤、甘味料に多くあります。

食品添加物には、化学的に合成した添加物と天然の添加物があります。一九九六年から、その合成添加物と天然添加物の区別が撤廃（てっぱい）されました。それまでは、天然添加物は安全性評価がないに等しく、その結果、使われる種類が増えつづけてきたこともあって、現在は、天然添加物の方が圧倒的に多くなっています。

合成添加物だと危ないが、天然添加物だと安全だと思いがちです。確かに、天然添加物の方が相対的には安全ですが、問題のあるものも多いのです。例えば天然甘味料のステビアは、問題ありとしてアジア各国をはじめ、禁止している国が多いのです。これについてはＱ39で詳しく見ていきます。天然の着色料に、カラメル色素、コチニール色素などがあり、これもまた、変異原性が疑われています。

かつて合成添加物は食品衛生法による指定制度によって安全性がチェックされてきました。それでも発ガン性が疑われるものなどが、まだ多数あります。それに対して天然添加物は、ずっと野放（のばな）しでした。一九九五年五月から、ＷＴＯの発足に合せて、天然添加物も合成添加物と同様に指定制度がとられるようになりました。世界の趨勢（すうせい）に合わせたのです。しかし、それまで流通していたものに関しては法律の適応除外となり、毒性がチェックされなくても流通してよいことになったのです。その後、一部チェックが行われるようになりましたが、まだ大半がチェックされていません。

このように天然だから安全ということはありません。天然の物質にも発ガン物質や変異原物質が多数存在しているからです。本来、すべての天然添加物の使用を中止させ、安全性をチェックしてから認可すべきです。

分かりにくい一括表示

安全性に疑問がある食品添加物を避けたいと思った時、食品表示が頼りです。その食品表示は、原材料名も含めて使用量の多いものから順番に並んでいます。そのため、材料と添加物の境目が分かりにくくなっています。しかも食品添加物は、その物質名が表示されているものと、一括表示という形で表示されていないものがあります。例えば「乳化剤」「香料」と表示されていれば、それは一括表示であり、物質名ではありません。

「調味料（アミノ酸等）」という表示が出てきますが、このアミノ酸等は、グルタミン酸ソーダ（商品としては「味の素」で有名）のことです。よくイノシン酸などと一緒に用いられるため、このような書き方になっています。一括表示で分かり難い表示の典型が、香料です。さまざまな物質を調合して香りを作り出しています。そのため一括して「香料」と表示されていて、何が使われているか分かりません。

香料として食品に香りをもたらす合成化学物質は、アイスクリームに用いるバニリンなど、多数あります。通常は多数の化学物質を調合して作り出します。香料づくりは製造メーカーのノウハウにあたるため、何が使われているか企業秘密に当たります。そのため、長い間、未承認の化学物質が使われていても分からなかったケースも出ています。

香料には天然のものもあります。天然香料は、食品添加物の指定制度から除外

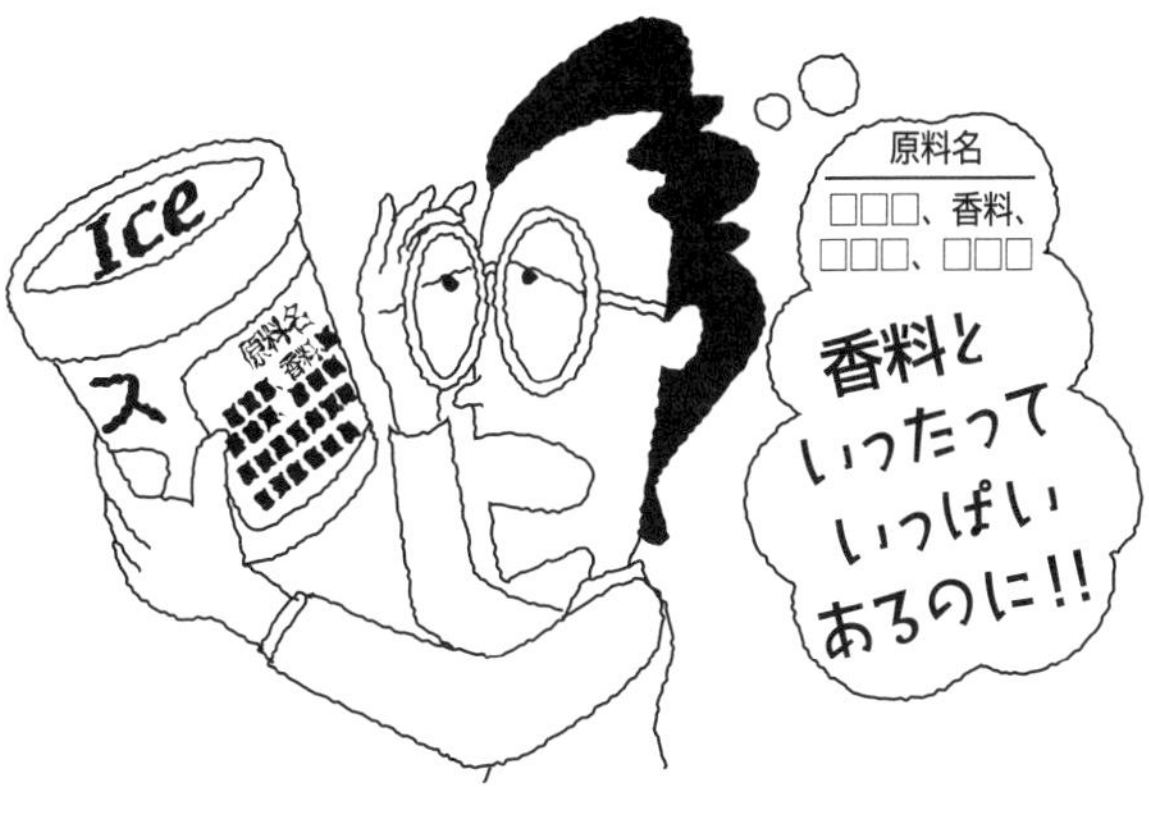

Ice
原料名
□□□、香料、
□□□、□□□
香料といったっていっぱいあるのに!!

されています。同一原料から多数取り出せるため莫大な数に達するから、というのがその理由ですが、原料になる動植物が厚労省衛生局長通知の形で公表されます。ここでも、天然だから安全だ、という論理は通用しません。

乳化剤も分かり難い表示です。混じり難い水と油のような物質を混じりやすくする物質のことで、グリセリン脂肪酸エステルや大豆のレシチンなどがあります。増粘剤とか、増粘多糖類は、食品に粘り気や「とろみ」をもたらす添加剤です。アルギン酸ナトリウムなど、食品にとろみをつける物質のことです。最近は、ペクチンやキトサンなどの天然添加物が増えていて、ペクチンはよくジャムなどに粘り気を出すために用いられています。二種類以上用いた場合、増粘多糖類という表示になります。

このように、現在の食品表示は実に分かり難く、避けるのに苦労します。

微量だからこそ気をつける必要がある

気をつけなければいけない表示の仕方もあります。

「甘さ控えめ」という表示がありますが、甘さとか、塩味といった、味覚に関するキャッチフレーズは、とくに基準や規制がありませんので、甘さ控え目・糖分たっぷりという例もあります。味覚の表示は気をつけてください。

着色料と発色剤は区別がつき難い表示の代表例です。着色料は食品に色をつけることで、美味しく見せたりするための添加剤であり、発色剤は食肉などが変色し

チョコレートの表示例

名称	チョコレート
原材料名	ココアバター、カカオマス、砂糖、乳化剤、香料
内容量	200グラム
賞味期限	ＸＸ年ＸＸ月ＸＸ日
保存方法	直射日光を避け、常温で保存してください
販売者	ＸＸ製菓株式会社　AX08 ＸＸ県ＸＸ市ＸＸ町Ｘ－Ｘ－Ｘ TELＸＸＸ（ＸＸ）ＸＸＸＸ

たり腐敗するのを防ぐ添加剤です。

　この着色料と発色剤には、気をつけなければいけない添加物が数多くあります。とくに問題なのが、着色料の場合は、赤色一〇二号、黄色四号といった、色とナンバーが組み合わさったタール系色素です。発ガン性が疑われているものが大半です。

　最近では、アナトー色素、ウコン色素などの天然添加物が増えています。この天然添加物の中では、カラメル色素、クチナシ色素、コチニール色素の三つが、有害性が疑われています。なお、発色剤によく用いられる亜硝酸ナトリウムは、ジアミンと反応して強い発ガン物質を作り出します。

　「微量だから安全」もまた、根拠がありません。むしろ「微量だから危険」なケースがあります。水俣病を始め、過去に起きた公害による健康障害や食品公害事件の多くは、微量な有害物質の摂取が長期間つづいたために起きています。むしろ長期微量の摂取ほど怖いものはない、と考えるべきです。まして、いま私たちの食卓には、さまざまな有害物質が多種類入ってきています。一つ一つは微量でも、全部合わせれば多量になります。

Q37 抗生物質が食品添加物として認められたって、本当ですか？

抗生物質は原則、食品添加物として認めてはいけないことになっているのに、ナタマイシンが認められました。なぜでしょうか？

急きょ承認されたフェロシアン化合物

食品添加物は、食文化や食習慣が摂取量と深くかかわるため、認可するか否かは、各国主義を基本としてきました。しかし、一九九五年にＷＴＯ（世界貿易機関）が成立してから、国際的ハーモナイゼーションが打ち出され、経済のグローバル化が進み、世界中を食料が行き来するようになって、この各国主義が崩壊しました。

各国主義崩壊を背景に、厚生労働省は、未承認添加物が検出されたり、発覚すると、そのたびに「外国で認められているものだから問題ない」「微量だから問題ない」と繰り返してきました。もちろん、未承認の添加物使用が分かると、食品衛生法に違反するため製品は回収されます。

ところが厚生労働省は、それとは逆に超法規的な立場で、違法食品添加物の容認に踏み込み始めました。そしてまず、二〇〇二年八月一日、フェロシアン化合物の承認に踏み切ったのです。本来、法律を守るべき立場の役所が、法律を踏みに

経済のグローバル化

地球規模で経済活動が行われるようになったことです。一国の経済が世界の動向に左右されやすくなっただけでなく、企業は多国籍化が進み、より安い労働力を求めて移動も活発になり、移民も増えました。その結果、先進国や多国籍企業などの強者はより強化され、途上国や中小企業などの弱者はより虐げられるようになりました。

じるのに等しいことを行ったのです。厚生労働省は、さらに日本では未承認で、欧米で認められている食品添加物四六品目に関しても、相次いで承認を急いでいます。「企業からの指定要請を待つことなく」承認に向けて動きだしたのです。本末転倒の事態です。次に述べるナタマイシンやナイシンはそれに当たります。

フェロシアン化合物は、塩が水分を含むと固まりやすいため、それを防ぎサラサラの状態を維持するために用います。シアンが用いられているため、とても安全とはいえません。シアン化合物のほとんどは、毒性が強く、ごく微量で致死量に達する物質が多いからです。代表的なシアン化合物に青酸（シアン化水素）、青酸ナトリウム（シアン化ナトリウム）、青酸ガス（シアン化水素ガス）、青酸カリ（シアン化カリ）があります。フェロシアン化合物も化学変化を起こすと猛毒物質になります。このフェロシアン化合物は、外国から輸入される魚などの塩漬け製品によく用いられています。

抗生物質も認められた

その上で、抗生物質のナタマイシンまでもが認められたのです。食品衛生法では、抗生物質は原則的に、食品添加物として認めないとしています。ところが二〇〇五年一一月二一日、この原則では認められない抗生物質を承認しました。

抗生物質は細菌を殺すため、保存料として用いられます。ナタマイシンは、欧米では主にナチュラルチーズの表面処理用保存料に用いられている添加物です。同時に医薬品としても用いられており、日本でも二〇〇三年から使用が認められています。抗生物質の乱用は、抗生物質耐性菌を拡大し、治療できない人を増やす恐れがあります。そのリスクを冒してでも承認したのは、貿易の自由化と促進のためです。

ナタマイシンにつづいて、同じ抗生物質のナイシンもまた、承認に向けて動きだしました。ナイシンの場合、用途は広くチーズだけでなく、乳製品、缶詰などにも用いられています。日本ではさらに使用食品が拡大されます。市民団体の「食の安全・監視市民委員会」は、これが「わが国で指定された場合の使用予定食品は、アイスクリーム類、乳飲料、ホイップクリーム、チーズ、生菓子、フラワーペースト類、洋菓子、ハム、ソーセージ類、たれ、つゆ、ドレッシング、豆腐、卵加工品、味噌、麹、魚介乾製品、魚肉練製品、いくら、すじこ、たらこ、辛明太子、かずのこ」に達し、抗生物質耐性菌を拡大すると警告を発しています。

貿易の自由化

貿易を促進するために、高い関税などでその国の経済や暮らしを守ってきた貿易障壁を取り払うことです。日本では農産物の自由化が進み、食料の海外依存度が増え、農業が破壊され、農家の生活が苦しくなりました。現在は、主食コメの自由化が焦点になっています。

Q38 合成保存料や合成着色料を使っていないという表示って本当？

合成添加物は使っていないというものが増えていますが、安全性に疑問がある添加物は本当に使われていないのでしょうか？

本当に無添加？

現在店頭に積まれている加工食品の中には、何々が無添加というキャッチフレーズが書いてある食品が多数あります。表示を見ると、さまざまな原材料名や食品添加物の名が連なって掲載されています。添加物と原材料名は一緒に並べて表示するため、どこまでが原材料で、どこからが添加物かが分かりにくくなってしまいました。さらに何が添加されていて、何が添加されていないのか分からないものも増えています。

とくに分かりにくいのが、「合成保存料・合成着色料不使用」という紛(まぎ)らわしい表示です。この場合、保存料や着色料では天然の添加剤が使われていますし、保存料・着色料以外では、合成添加剤が使われているものが大半だからです。

次の事例は「合成保存料・合成着色料を使っていません」と書かれているあるコンビニのサンドイッチの表示です。

「パン、ハム玉葱サラダ、キュウリ、卵サラダ、辛子、マヨネーズ（その他大豆、乳、豚肉、牛肉、鶏肉、リンゴ由来原材料を含む）、イーストフード、乳化剤、ＶＣ、調味料（アミノ酸等）、酢酸Ｎａ、グリシン、発色剤（亜硝酸Ｎａ）、クチナシ色素」

これを見ると、まずイーストフードには発ガン性が疑われている臭素酸カリウムが使われている可能性があります。グリシンはアミノ酸の一つですが、酸化防止等の働きをしています。大量に摂取すると、動物実験で麻痺（まひ）などの有害性が指摘されています。発色剤の亜硝酸ナトリウムは、ジアミンと反応して強い発ガン物質を作ります。天然着色料のクチナシ色素の場合、黄色素は動物実験で肝細胞の変性や壊死（かいし）が見られたケースがあり、青色素では遺伝子に突然変異を起こす「変異原性あり」とするケースがありました。このように確かに合成保存料・着色料は使われていませんが、他の合成添加物・天然添加物は多数使われており、有害性が疑われるものも少なくありません。

メーカーは表示制度の抜け道を利用して、あの手この手で消費者にアピールしています。だまされないようにしましょう。

サンドイッチの表示例
（合成着色料・合成保存料は使用していません）
名称　調理パン
パン、ハム玉葱サラダ、キュウリ、卵サラダ、辛子、マヨネーズ（その他大豆、乳、豚肉、牛肉、鶏肉、リンゴ由来原材料を含む）、イーストフード、乳化剤、ＶＣ、調味料（アミノ酸等）、酢酸Na、グリシン、発色剤（亜硝酸Na）、クチナシ色素
消費期限　ＸＸ年ＸＸ月ＸＸ日
保存方法　10度C以下で保存すること
製造者　ＸＸ屋ＸＸ工場
ＸＸ県ＸＸ市ＸＸ町Ｘ－Ｘ－Ｘ

Q39 低カロリーやノンカロリーと表示している甘味料は安全ですか？

低カロリーやノンカロリーと表示されている甘味料がありますが、本当にカロリーが少なくやせる効果があり、かつ安全なのでしょうか？

アスパルテームの問題点

食品添加物の中で最も普及していて、低カロリーやノンカロリーと表示して「健康」を売り物にしているものに使われいる、人工甘味料についてみていくことにしましょう。

お砂糖に代わる甘味料として、ノンカロリーを売り物にした添加物がさまざまな食品に使われています。合成添加物の代表格はアスパルテームで、パルスイートやノンカロリー・コカ・コーラなどに使われています。天然添加物の代表格はステビアで、スナック菓子、インスタント食品、清涼飲料水はもとより、漬物、醤油、佃煮、さらに健康食品に用いられています。

アスパルテームは、一九六五年に米国で開発され、日本でも一九八三年に使用が認められました。アスパラギン酸とフェニルアラニン、メタノールの化合物で、フェニルケトン尿症の人が摂取すると生命に影響する可能性があるため、フェニル

フェニルケトン尿症

先天的にフェニルアラニン水酸化酵素ができないため、フェニルアラニンをチロシンに変換できず起きる病気です。早期に食餌療法をしないと、知能障害になります。

アラニンを含んでいることを示す「アスパルテーム・Lフェニルアラニン化合物」と表示されることもあります。甘さが砂糖の約二〇〇倍あることから、カロリーを控え目にできるというので用いられてきました。

このアスパルテームをめぐっては、さまざまな健康障害が報告されています。とくに指摘されているのが脳神経系への影響で、頭痛、目まい、視力低下、白内障、動悸、吐き気、記憶喪失等さまざまな症状が報告されており、重くなると脳卒中や糖尿病、腎臓病、そして脳腫瘍をもたらすという報告もあります。その他にも、白血球の減少、白血病、精子に影響が出たという報告もあります。もちろん影響ないとする報告もありますが、そのほとんどがアスパルテームにかかわる企業から研究費を得たものであることが明らかになっています。

それを裏づけたのがオハイオ州立大学のラルフ・G・ウォルトン博士で、同博士は、有害だと指摘する論文の数が八三、安全だと指摘した論文の数が八一の段階で、その論文のために必要だった研究費に関して、アスパルテームをつくっている企業から研究費をもらった論文と、それ以外の論文との二つの集団に分けてみました。すると実に見事な分かれ方をしたのです（下表）。

アスパルテームをつくっている企業から研究費をもらった論文で、有害だと指摘した論文は皆無でした。安全だとした論文数は七四に達しました。逆に、アスパルテームをつくっている企業から研究費をもらわなかった論文では、有害だと指摘した論文数は八三に達し、安全だとした論文数は、わずか七でした。この添加物は、

アスパルテームに関する論文の分析

研究費の出所	件数	脳腫瘍など有害だとした論文数	安全だとした論文数
関連企業から	74	0	74
関連企業以外から	90	83	7
計	164	83	81

Survey of Aspartame Studies
Ralph G.Walton,M.D.（ノースイースタン・オハイオ州立大学）

安全が金で買われた格好の例です。

ステビアの問題点

アスパルテームが人工甘味料の代表格とすると、天然甘味料の代表格がステビアです。ステビアは、パラグアイ原産のキク科の植物です。その植物から甘味成分であるステビオサイドを主成分にした抽出物が添加物として用いられています。日本では一九七一年から導入されました。天然添加物の場合、合成添加物と異なり安全性評価がほとんどされないまま導入された経緯があります。

この添加物も砂糖の二〇〇～三〇〇倍という甘さを持ち、低カロリーでもあることから砂糖に取って代わって用いられてきました。しかし、ステビアはもともと、中南米の先住民が妊娠しないために用いてきた植物です。動物実験でも妊娠に影響が出たケースが報告されています。また精子の形成や生殖器（せいしょくき）への影響が指摘されたり、発ガン性が疑われています。そんなこともあって、米国や欧州、アジアの多くの国で使用が認められていない代物です。このようなものが、大手を振ってまかり通っているのですから、問題だといえます。このように低カロリーやノンカロリーは安全や健康を意味しないことを十分にわきまえる必要があります。

Q40 ミートホープ事件を始め、表示は本当に信用できるのでしょうか？

期限や原材料名、原産地を偽るなどの偽装表示が毎日のように新聞に載っていますが、今の表示制度のどこに問題があるのでしょうか？

ミートホープ事件とは？

二〇〇七年六月一九日、食品会社の加卜吉（本社・香川県）の子会社である北海道加卜吉が出荷していた牛ミンチに豚肉が使われていたことが判明しました。その後、古い肉や豚の心臓、鳥肉なども混ぜていたことや、腐りかけていたような肉を入手して殺菌処理して出荷していることまで明るみに出ました。

これらの肉は、生活協同組合の「CO・OP牛肉コロッケ」などの商品になって全国で販売されていました。この北海道加卜吉に出荷していた食品加工メーカーが、ミートホープ社で、世にいうミートホープ事件が発覚したのです。

翌六月二〇日、同社の田中稔社長は、自らこの偽装事件を指揮していたことを、息子に促され、しぶしぶ認めました。だが、事件は牛肉ミンチ偽装（ぎそう）にとどまりませんでした。ブラジル産鶏肉を国産と偽って地元の学校給食に出荷していたり、食中毒検出肉も学校給食用に出荷していました。また、国産鶏肉会社の袋をコピーして

「白い恋人」事件

二〇〇七年八月、北海道土産の定番として知られる「白い恋人」を製造している石屋製菓が、一〇年前から賞味期限を改ざんしていることが発覚しました。同社は商品をすべて回収、北海道は行政処分を行いました。同社が製造したアイスキャンディーからは大腸菌群が、バウムクーヘンからは黄色ブドウ球菌が検出され、石屋製菓の体質自体が問題となりました。

外国産鶏肉を詰めて販売していました。屑肉(くずにく)の味をごまかすために化学調味料を大量に混ぜ、そのことを表示していませんでした。さらに肉に水を混ぜて増量しました。賞味期限切れの冷凍コロッケを安値で購入し、包装し直し期限を先のばしして転売していました。などなど、とても食品を扱う企業とは思えない、悪質な行為が日常化している実態が明らかになっていきました。

この事件を追及していくと、いまの食品表示の問題に突き当たっていきます。賞味期限などの期限表示にまず問題があります。曖昧(あいまい)さを認める表示が、偽装の温床となっていました。また、同社が出荷した材料を使った製品に「ミートホープ」の名前が記された商品がほとんどないのです。食品を扱う企業を無責任にする「製造者固有記号」なるものの問題点も浮かび上がってきました。

食品表示とは?

食品表示は本来、食品の中身を正確に消費者に伝えるためにあります。消費者の知る権利、選ぶ権利を守るのが目的であり、消費者主権のためにあります。

現在行われている食品表示には、製品、原材料、食品添加物、原産地、賞味期限か消費期限、有機認証、遺伝子組み換え、栄養、販売者などがあり、食品によって異なっています。

現在、この食品表示は、主に厚生労働省の食品衛生法と、農水省のJAS(日本農林規格)法によって規制されています。前者は主として加工食品を対象にしてお

「赤福餅」事件

二〇〇七年一〇月、操業三〇〇年の老舗・赤福が、赤福餅の消費期限を偽っていたことが発覚しました。出荷しなかったものや売れ残りを、期限を変更して再出荷していたのです。また原材料表示でも、もっとも多く用いている砂糖を一番目ではなく、小豆・もち米の次に記載していました。

「比内地鶏」事件

二〇〇七年一〇月、秋田県大館市の食肉加工会社・比内鶏が、比内地鶏をまったく使っていないにもかかわらず、「比内地鶏」と表示していることが明らかになりました。また賞味期限を延ばす偽装も行っていました。

り、後者は主として農水畜産物を対象にしています。その他にも、容器・包装にかかわる表示、製造物責任にかかわる表示などがあります。

この表示制度をおかしくしたきっかけが、期限表示です。賞味期限や消費期限などの表示を、期限表示といいます。一九九七年三月三一日までは製造年月日を表示していましたが、国際的な圧力によって消費者の意見が無視された形で、期限表示に置き換わりました。この製造年月日が消えたことが、ミートホープ事件で見られたような、返品を賞味期限を先延ばしして再出荷するなど、悪質な事件の温床になっています。

賞味期限は品質保持期限であり、食品の品質が保たれている期限で、美味しく食べられる期限を意味します。通常は、余裕をもって表示してあり、期限ぎりぎりでも問題が起きないようにしてあります。それに対して消費期限は、それ以上過ぎると危険だという表示であり、余裕がありません。賞味期限のもつその曖昧さが、期限の先延ばしを可能にしているのです。

企業犯罪の温床の製造者固有記号

市民団体の食の安全監視・市民委員会の会合に、Ｉさんが「さぬきウドン」と大きく表示されたウドンを持ち込んできました。販売元は東京の会社でした。ここで問題となるのが製造者固有記号です。販売者の後に「あ」とか「イ」とか「U」とか数字とかを組み合わせて書かれている記号が、実際の製造者なのです。その製造

「船場吉兆」事件

二〇〇七年一一月、大阪の船場吉兆もまた、ブロイラーを地鶏と表示して販売していることが明るみに出ました。初めに発覚した福岡市岩田屋地下の店舗の改ざんについて、当初は本社の関与を否定していましたが、その後、牛肉の産地を偽ったり、菓子で用いた食品添加物を記載しなかったり、料亭でも偽装しているなど、会社ぐるみの偽装工作が次々と明らかになりました。

メーカーは、販売元に聞くしかありません。Ｉさんが電話番号を確かめ製造元に電話をしました。すると茨城県の会社でした。その会社はさまざまな販売元にウドンを出荷していました。ということは、同じウドンが異なった名前で、さまざまな企業から売られているのです。

Ｉさんはさらに、どこの小麦を用いているか尋ねたところ、九州と北海道産でした。ということは、一切讃岐とは関係ないことになります。さぬきウドンの規格に則ってつくっているだけのようです。消費者は、実態を知ったら、だまされたと思うでしょう。この製造者固有記号があることで、たくさんの下請けメーカーがつくった製品を、有名ブランド名で販売できます。

ある有名な地域の特産として販売されているお菓子のケースですが、実際につくっているメーカーは他の県にあり、しかも素材はすべて輸入でした。それでも表示に表われてくるのは、地元の販売会社名だけです。お土産用お菓子をつくっているメーカーがとんでもないところにあり、そこでつくったお菓子が複数の地域の特産品として販売されているケースも多いのです。

偽装表示をもたらす仕組み

表示は食品の中身を正確に知らせるための大事な情報です。もし偽装表示・不正表示が行われれば、消費者は何を信用していいか分からなくなります。もし偽装表示・不正表示が行われれば、その食品だけでなく、その企業の他の製品もすべて信用できなくなります。

偽装表示にからむ違法行為が、頻発（ひんぱつ）しているのは、儲け優先が原因です。最近は、産地を偽る不正表示が増えています。宮城県産かきが、実は中国産だったり、松坂肉が豪州産だったり、北海道産タマネギが米国産だったりといった例が相次いで起きています。なぜこのような偽装事件が起きるのでしょうか。例えばかきの場合、最終的に採取された海域名が記載されますから、中国で育ったものでも「仙台湾」と表示できます。そうなると偽装も行いやすくなります。同様に、あさりのような貝類も多くが外国で採れるのですが、国産として販売されているケースが多いのです。

対面販売や店内販売は表示がいらなくなります。加工食品で表示がいらないものには、①容器に入れられていないものや、包装されていないもの、②製造者自らがその場で販売するもの、③対面販売するもの、④店内で調理・加工したものを同じ店内で販売する場合です。

そこでこういう問題が生じます。食品添加物がたっぷり入っている、同じ麺やスープの素材を用いていても、加工食品として包装されスーパーの店頭に並べば表示されますが、屋台や店で食べるときには何も書かれていないのです。このように偽装表示・不正表示の温床は多数あるのです。

Q41 安全な食品を選ぶにはどうすればよいのでしょうか？

今の食生活は不安がいっぱいです。食品の安全性を脅かしている要因は、どこにあるのでしょうか？　また、どうすればよいのでしょうか？

地産地消・有機農業の推進がポイント

ＢＳＥ（狂牛病）問題が、世界的に食品の安全性に対する考え方を変え、有機農業を増やす流れを加速しました。とくにＢＳＥ問題が深刻だった欧州では、もともと有機志向が強かったこともあり、その流れはかなり強いものでした。

この流れは、これまで効率化一辺倒の農業政策を柱としていた、欧州共通農業政策を揺さぶりました。それは肉骨粉を用いた畜産の見直しにとどまらず、遺伝子組み換え技術を柱とするハイテク農業への批判にもつながっていったのです。

欧州共通農業政策は、従来型農業からハイテク農業へと歩みを進めていました。その流れが逆流したのです。ちょうどエネルギー政策が、化石燃料から原子力に進む流れから、太陽光・風力といった自然エネルギーへと転換する流れに転じたのに、よく似ています。

イタリアではスローフードが登場しました。これまでのファーストフードに対抗する食文化の思想です。生産効率主義からの転換を目指したものですが、同時に、ファーストフードが世界中からコストの安い食材を仕入れて、消費者に提供するグローバリゼーションを前提にしているのに対して、地域でとれた食材をその地域で食べる、地場生産・地場消費（地産地消）の考え方を基本にしています。

距離が短いほど安全

『コンビニ弁当一六万キロの旅』（千葉保著、太郎次郎社刊）の中で、コンビニ弁当として販売されている「和風幕の内弁当」のひとつひとつの食材について、東京までの輸送距離が調べられています。詳しくは同著書を読んでいただければと思います。例えば、鮭はデンマークのフェロー諸島からやってくる、鶏肉はブラジルからやってくる、といったようにほとんどの食材が外国からやってきます。その総和が一六万kmだというのです。ちなみに地球一周の距離は約四万kmですから、四周分にあたります。もっとも多いのが中国産で、ニンジンなど数多くの食材が使われています。この輸入食材がコンビニ弁当の安さの秘密です。というのは、もっとも安い食材をかき集めてくるからです。その安さの秘密は、安い労働力にあります。しかし、その食材は本来その地域の人々の食べ物ですから、安さは、主に途上国で成り立っているといえます。その結果、輸出国に飢餓をもたらしますし、長距離輸送をしますので、大量の二酸化炭素を排出して環境破壊をもたらします。

大地を守る会のフードマイレージ・キャンペーンによると、うなぎ一引きを台

フードマイレージ（単位poco（100g・CO_2））

	輸入	国産
ウナギ	6.3（台湾・空輸）	0.3（鹿児島・トラック）
アスパラガス	3.4（豪州・空輸）	0.01（長野・トラック）
パン用小麦	1.4（米国・船）	0.3（北海道・トラック）
パスタ用小麦	3.3（イタリア・船）	0.2（北海道・トラックと貨車）

大地を守る会フードマイレージ・キャンペーン

湾から空輸した時に出るCO_2は六・三ｐｏｃｏ（一ｐｏｃｏは一〇〇ｇ・CO_2）、鹿児島からトラックで輸送すると〇・三ｐｏｃｏだそうです（前頁下表）。

　このフードマイレージという言葉も定着しつつあります。食品を輸送距離でとらえた考え方です。食品は輸送距離が長ければ長いほど、安全性で問題が生じますし、栄養価も落ちます。身土不二（しんどふじ）という言葉がありますが、長い歴史の中で人々はその地域にあった食材を作り、食べてきました。それがもっとも自然な形の食文化なのです。そのため、その地域でとれたものを、その地域で食べる、地産地消は、もっとも理想的な形といえます。

　日本でもいま、有機志向が強まっています。それを後押ししているのが、消費者のもつ食品の安全性への高い関心と、健康志向です。遺伝子組み換え食品への抵抗感も根強いものがあります。

　環境ホルモンやダイオキシン汚染が深刻化し、農薬を毒物と強く認識するようになったことも、この流れをつくり出しました。環境ホルモンとしてリストアップされた化学物質の六割が農薬です。しかも、ダイオキシンを不純物として含有している農薬が、いまだに多種類使用されています。

　生産者の間でも、有機農業を実践する人が増えています。それに伴って、伝統的な日本の食卓の復活という流れが出てきました。それでも、政府や自治体の研究機関・民間企業は、遺伝子組み換え作物開発に邁進（まいしん）しており、ハイテク化志向も相変わらず大きい潮流として存在しています。いま丁度、どちらの道を選択するのか、

化学物質過敏症

　化学物質に対して、強い反応を示す状態のことで、抗原抗体反応に基づくアレルギーが、通常よりもはるかに少ない量で起こることです。化学物質を大量にいちどきに摂取した時に起きるケースが多かったのですが、いまではシックハウス症候群など絶え間ない長期微量摂取が原因で広がっています。

重大な岐路に立っているといえます。

エネルギー問題でのオルターナティブ（もうひとつの）な選択と同様に、これからの農業・食糧生産は、地場生産・地場消費と有機農業が基本とならない限り、輸入食品の拡大、危険な農産物の増大を招くことになります。その地域で生産されたものを、その地域の人が食べる、地場生産・地場消費は、社会全体で求められていますが、とくに学校給食の食材においては、大切です。

消費者が農家を支える取り組み

有機農業・地産地消の流れは、現在の政府や企業が進める、遺伝子組み換え作物を柱とするハイテク農業と真っ向から対立します。そのため、放っておいては実現しません。市民参加型の新しい取り組みが必要です。その一つの形が、遺伝子組み換え食品反対運動から生まれた、大豆畑トラスト運動の拡大となりました。

この大豆畑トラスト運動は、生産者と消費者が直接つながって、日本の農業の流れを変えていく運動です。自給率向上にもつながっていきます。現在は、大豆を中心に取り組まれています。

どのような運動かというと、農家は農地をいくつかの区画に区切り、消費者は出資してその一区画をトラストします。農地は主に、休耕田を使って大豆を作付けしていきます。作り方は基本的に、無農薬・無化学肥料で、消費者も手伝うことで顔の見える関係をつくっていきます。そしてトラストした自分の区画で収穫された大豆は、出資した消費者が引き取ります。

　このようにすれば、農家はリスクのない農業が可能になり、消費者は安全で美味しい国内産大豆を食べることができます。結果的に自給率向上につながります。この運動は、現在、全都道府県に広がっています。地域的な広がりとともに、味噌や醤油、豆腐などをつくる事業者もかかわり始めたり、手作りの味噌や豆腐をつくる講習会も行われたり、運動の幅も広がっています。

　大豆以外に、ナタネ、小麦、稲などでも、トラスト運動が始まっています。従来の、一方通行だった産直運動の枠を一歩踏み出し、消費者参加型の地産地消運動として広がりをもってきました。

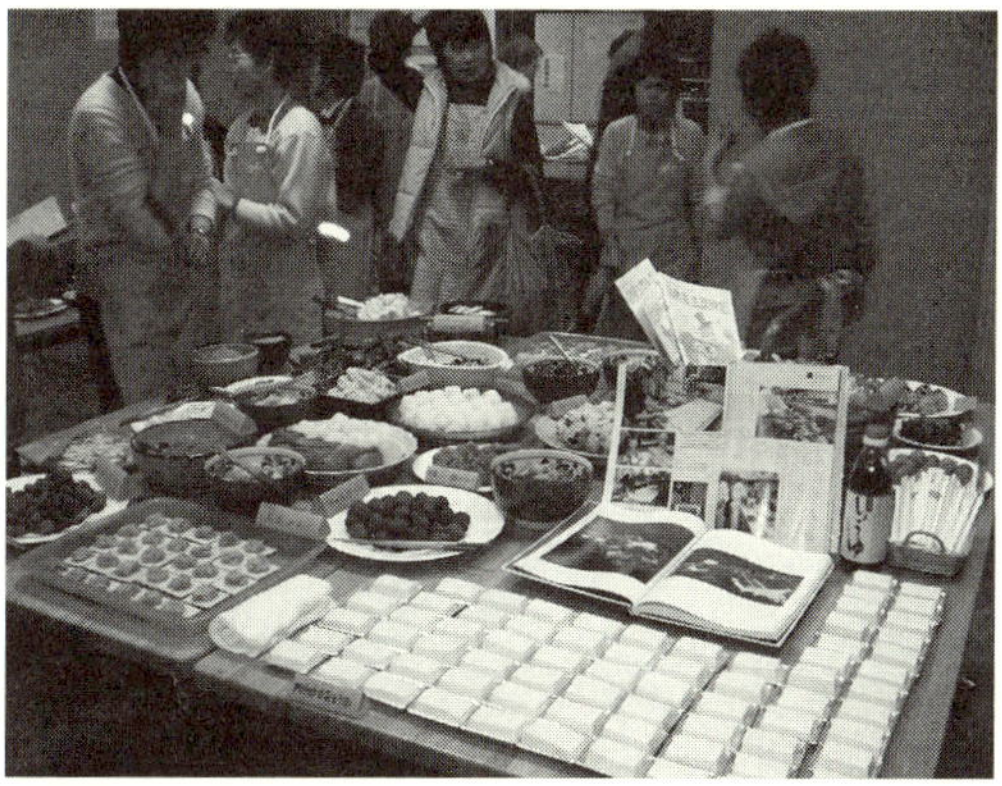

大豆畑トラストで取れた大豆から作った食品

Q42 安全・安心な食生活を守る為、国や自治体に対し、どんな働きかけが必要？

食の安全を守るために、私たちにできることは、なんでしょうか？　食の自由化が進み、グルメ番組ばかりが目立ちますが、未来のためにも必要なことは？

予防原則の立場

農薬や水銀、カドミウムなどの有害物質は相変わらず食品に入ってきています。食品添加物も、有害とはっきり断定されたもの以外は、疑わしい段階では禁止されません。経済性を追い求めたために、ＢＳＥのような新しい問題も発生しています。さらに遺伝子組み換え食品やクローン牛肉・牛乳のような新しい食品の登場などで、食の安全はさらに脅かされてきました。偽装表示など、相次ぐ不祥事（ふしょうじ）や企業犯罪によって信頼も失われてきました。食の安全と信頼を回復することが大切だといわれながら、回復の兆（きざ）しは見えてきません。

政府の姿勢が一貫して業界寄りであることが、その原因といえます。二〇〇三年七月一日から食品安全委員会がスタートして、少しは変わるかと期待されましたが、まったく変化が起こりませんでした。

環境を守り、食の安全を回復させるために必要な原則があります。それが、予防原則です。この原則は、疑わしきは市民の安全を優先する、という考え方です。例えば動物実験などで問題が生じたような場合、とりあえず市場から排除するくらいの厳しさが必要である、という原則です。

トレーサビリティの方法

そしてもう一つ、食の安全を守る方法として、トレーサビリティ（追跡可能性）の確立が必要です。このトレーサビリティは、事件や事故が起きた際に、原因までさかのぼることを可能にして、二度と同じ事を起こさないようにするためのシステムづくりです。

二〇〇一年五月から七月にかけて、ハウス食品のオーザックから始まり、カルビーなど複数の企業によって、日本では使用が認められていない、未承認遺伝子組み換えジャガイモ混入事件が起きました。ハウス食品の場合、非組み換えを売り物にしていました。米国・カナダからジャガイモを輸入する際には、非組み換え証明書の作物を購入していました。ところが非組み換えどころか、組み換えであり、しかも未承認のジャガイモだったのです。表示と異なる中身でした。どこで未承認の組み換えジャガイモが混入したか、原因はついに突き止められませんでした。トレーサビリティが確立していれば、こんなことにはならなかったはずです。

ＢＳＥ問題をきっかけに、牛肉トレーサビリティ法が成立して、牛肉だけはこのトレーサビリティが実施されています。他の食品に拡大する方針は、まだ見えま

予防原則

疑わしい段階で予防的に規制や対策を立てていくことです。日本では、水俣病やイタイイタイ病などの四大公害裁判の判決の中で、事前に対処していればこれほど被害は拡大しなかったと指摘され、予防原則の大切さが述べられました。現在では、電磁波による健康障害や遺伝子組み換え食品などの新規食品で、この原則の大切さが指摘されています。

せん。また、牛肉にしても出産までしかさかのぼることができず、母親がどんな飼料を食べていたか、受精卵はクローン胚ではないか、などは分かりません。

トレーサビリティは、管理強化やコストアップという問題点をもっています。そのためむやみな適用は逆効果をもたらします。慎重に広げていくことが必要です。

予防原則にたって監視し、トレーサビリティをあらゆる食品に義務づけることによって、食の安全確立の前提がそろいます。しかし、そこに至る道筋は見えていません。見えていないどころか企業の儲け主義が優先していたり、企業犯罪の温床をなくそうという姿勢が見られないからです。

情報公開と市民参加が必要

食の安全と信頼を回復させるには、さらに食品安全行政での情報公開と消費者参加が必要です。現在、さまざまな政府の審議会等は公開されるようになっていますが、すべてが公開されているわけではなく、肝心な審議は非公開になっています。とくに、市民が最も知りたい大切な情報は、企業の知的所有権が盾になり非公開になっています。

政府がパブリックコメントを求めるケースも増えていますが、形骸化しており、市民の意見が反映されることは皆無に等しいのです。情報公開と市民参加が限定されており、最初から結論が決まっていて、市民の意見は参考にとどめるという姿勢です。これも業界寄りの姿勢が原因です。

知的所有権

知的財産権ともいい、知的創作活動の成果に対して与えられる権利のことです。特許などの工業所有権と著作権があります。ベンチャー企業が増え、技術立国化が進んだことから、知的所有権の重みが加わり、さらに米国が知的所有権を国家戦略にまで高めたことから、各国政府や企業の中で重要な位置を占めるようになりました。

食の安全性が脅かされ、その結果、年々、アレルギー性疾患や過敏症が広がり、ガンなどの成人病が増えています。いま、とくに子どもの健康が冒されています。その影響は、次の世代、さらにその次の世代へと受け継がれていきます。子どもたちの安全や健康を出発点にした、食品安全行政が必要です。しかし、現在は自分たちで家族の食卓を守るしかないのです。

〈著者略歴〉

天笠　啓祐（あまがさ　けいすけ）

1947年東京生まれ。早大理工学部卒。現在、ジャーナリスト、遺伝子組み換え食品いらない！キャンペーン代表、市民バイオテクノロジー情報室代表

主な著書『原発はなぜこわいか』（高文研）、『脳死は密室殺人である』（ネスコ）、『世界食料戦争』『遺伝子組み換え食品』『食品汚染読本』（緑風出版）、『遺伝子組み換え作物はいらない』（家の光協会）、『優生操作の悪夢』（社会評論社）、『遺伝子組み換え動物』（現代書館）、『くすりとつきあう常識・非常識』（日本評論社）、『いのちを考える40話』（解放出版社）、『バイオ燃料』（コモンズ）、『遺伝子組み換えとクローン技術100の疑問』（東洋経済新報社）、『地球とからだに優しい生き方・暮らし方』（つげ書房新社）ほか多数

プロブレムQ＆A

危険な食品・安全な食べ方

［自らの手で食卓を守るために］

2008年2月20日　初版第1刷発行　　定価1700円＋税

著　者　天笠啓祐©

発行者　高須次郎

発行所　緑風出版

〒113-0033　東京都文京区本郷2-17-5　ツイン壱岐坂

〔電話〕03-3812-9420　〔FAX〕03-3812-7262　〔郵便振替〕00100-9-30776

［E-mail］info@ryokufu.com

［URL］http://www.ryokufu.com/

装幀・イラスト　堀内朝彦

製　作　R企画　　印　刷　シナノ　巣鴨美術印刷

製　本　シナノ　　用　紙　大宝紙業　　E2500

Printed in Japan　　ISBN978-4-8461-0802-1　C0336